JN064322

Technological Competency
As Caring in Nursing

A Model for Practice

現代の看護における
ケアリングとしての
技術力 第5版

実践のためのモデル

監訳
谷岡　哲也・上野　修一・安原　由子
大坂　京子・真野元四郎・高橋みどり

原著者
ROZZANO C. LOCSIN

ふくろう出版

TECHNOLOGICAL COMPETENCY AS CARING IN NURSING
－ A MODEL FOR PRACTICE －

Rozzano C. Locsin and contributors

First published 2005
by Sigma Theta Tau International
Indianapolis, IN, USA.

Japanese Translation published
by arrangement through The Sakai Agency, Tokyo, Japan.

推薦文

　Rozzano C. Locsin 博士らによる『現代の看護におけるケアリングとしての技術力：実践のためのモデル』が，谷岡哲也教授らによって監訳出版されることになった．一介の精神科医師である私に推薦文の依頼があり，身の縮むような思いであるが，通読しての感想を述べてその責を果たしたいと思う．

　本書において，著者らは，二つの大きな主題を論じ，問題提起している．一つは，看護実践を支えるケアリングという概念の哲学的，人間学的根拠づけである．もう一つは，テクノロジーが猛烈な勢いで発展しつつある現在，近い将来，人工臓器が次々に作られ，病める臓器が置換されていった場合，またケアロボットがより精巧になって医療の現場で活用される場合，人間とは，看護師とは何か，ということが，真剣に再検討されるという問題提起である．

　Locsin 博士らによれば，ケアリングとは，看護実践の場に限ったことではなく，真摯に誠実に向き合った人間関係の中にもあまねく存在しているものである．相互に自己開示を徐々に進めあう中で，互いの理解が深まり，その結果，啓発と向上が生み出されている．これは相互に他者を全人的に理解しようという行為である．そのような一般的なケアリングの中にあって，看護におけるケアリングは，①専門的な知識をもつこと，②高度なテクノロジーを自在に使いこなす技術力をもつことが必須である，という二点で，ユニークである．

　看護師と患者の出会いというものは一体どういうことなのだろうか？

　看護師の前に登場する患者は，それぞれ深い井戸のような過去を背負っている．そして種々の苦しみ，葛藤，挫折，希望，失望，ささやかな喜び，屈辱感などをくぐり抜け，心ならずも何らかの疾病を持ってケアを受ける身として登場する．

　一方，ケアを提供する看護師はどうかというと，その時点で疾病を持っていないという点を除けば，患者と同じく葛藤や苦悩を心の中に秘めて人生を歩んでいる存在である．その点で，看護師も患者も，同じ人間なのであり，それ故に，患者に対して，「あなた」あるいは「君」と呼びかけることが可能になる．患者という他者に，「よくぞここまで歩んでこられた」という共感や敬意がたとえ意識しないにせよ，発生し，ケアリングへの動機づけが高まる．この両者の出会いは，誤解をおそれずに言えば，不可思議で，神秘的と言ってもよい出来事である．

　この出会いの瞬間から看護としてのケアリングが始まり，継続されることに

なる．看護師は，患者の背負った人生に思いを馳せ，患者を全人的に理解しようと努力することになる．患者を知り，理解するということは，相手の過去，夢，希望，失望，志向性などを知り，その瞬間瞬間のニーズを察知することである．多くの人間には，信頼できる人に自己を語り，理解してもらいたいという欲求がある．この心理的なニーズにこたえるためには，看護師も，職業的枠内であるとはいえ，自己開示が求められる．その相互作用を通じて，「看護は育まれ成長する」．一方，身体的なニーズにこたえるためには，患者に装着された種々の医療機器の使用，判断に精通していなければならず，高度なテクノロジーを主体的に駆使する能力が求められる．このような技術力をあわせ持つことによって，全人的理解を目指し，ケアリングが深化していくのである．

　著者らは，ケアリングとテクノロジーという，一見結びつきにくい概念を，調和統合することができると繰り返し論じ，その統合を通して，テクノロジーに支配されない看護実践，すなわち，患者を物体視しないケアリングが可能なのだと主張している．

　本書の後半部分で，著者らは，テクノロジーの驚異的な発達によって人体のあらゆる部分が医療機器で置き換えられる状態も想定している．「ポストヒューマン」，「トランスヒューマン」，「ネオモート」，「テクノサピエンス」，「人工知能」・・・についても言及している．そうなると，どこまでが人間なのかという問いかけがなされる．また，遺伝学の発達により，将来難病が発症することの予測が可能になった時に，ケアリングの観点から，どう対応するのかという現実的な問題提起もなされている．

　読者は著者らの問題提起をじっくり読んで受け止めてほしい．

　本書は決してやさしく読める書ではない．しかし，何回か読むうちに，Locsin博士らの広い視野と深い洞察力に触れて，学ぶところの多い書である．これからの看護師には高い技術力と深い叡智と勇気が求められていることが強く印象づけられた．看護師のみならず，多くの医療関係者に広く読まれることを私も望むものである．大変な訳業を完遂された共訳者らの奮闘に深い敬意を表したい（文中の傍点は筆者による）．

徳島県阿南市見能林町
　社会医療法人　杜のホスピタル
　副理事長　　　藤井　哲

日本語版に寄せて

本書,『現代の看護におけるケアリングとしての技術力：実践のためのモデル』は,テクノロジー,ケアリングおよび看護の関係性を表現している本である.おもに20世紀に始まり未来へ続く医療においてテクノロジーが重要になることに焦点をあてている.全人的な人としての人々の生活をより豊かなものにするためには,テクノロジーに依存せざるを得ない.健康と安寧のためのケアに用いる驚異的なテクノロジーが,医療全体を支配している.看護においては,このテクノロジーよりも優れていると感じられるものはないかもしれない.

日本の文化においては,他人によって提供される非個人的なケアよりも,むしろ身内同士による,家族を基本とした看護が存在するかもしれない.現在の日本社会は,医療技術,機械および機器を使用することで,さらに家族のケアを促進するように視点が変わりつつある.特に懸念されることは,ケアを必要とする高齢者の増加である.このことは,人々の健康と安寧のための活動を促進するための文化的ケアや地域ケアについて再考させている.

本書は,理論的根拠と実践的なケアの枠組みを提供するものである.この中範囲理論は,現代看護の実践の過程を導くものである.この理論は,看護実践におけるケアの焦点は患者であるという看護の理論的枠組みにより導かれている.それは患者が単にケアの受け手もしくは対象者というよりも,彼（彼女）がケアの参加者（当事者）として理解されている.

本書は,患者が単に我々のケアを受け取るだけの対象ではなく,知識の豊富な一人の人間とみなす見方を導く参考書にしてほしい.本書によって,従来の看護過程（アセスメント・計画・介入・評価：APIE）では理解できない,新たな視点で,看護の過程を理解することになるだろう.また,本書を精読することによって,読者は,看護の過程として人を理解するために,そしてケアリングとしての技術力を最大限に活用するために,テクノロジーを活用する価値に気付かされるだろう.

Rozzano C. Locsin, RN: PhD, FAAN
Professor of Nursing, Florida Atlantic University,
Christine E. Lynn College of Nursing,
Boca Raton, Florida

謝辞

2007年，私は日本の横浜で開催された国際看護師協会（ICN）の会議に出席する機会に恵まれた．その時に，徳島大学医歯薬学研究部看護学系の谷岡哲也教授の懇意により，日本の主要な都市を訪れることができた．

それだけでなく，『看護におけるケアリングの表現としての技術的能力』というテーマで，この理論について講演する機会を得た．この講演はとりわけ看護の専門家や大学院生に好評を得た．この理論を示す際に，谷岡教授は理論の理解を促進するために聡明で熱心に通訳に徹してくださった．それは日本での看護実践における技術力の重要性への理解を促進するものであった．これによって，医療における技術力の意義が，重要かつ時宜を得たものであることが立証された．

理論の発表，興味深い数々の質問，そして明確化への要望は，この理論をさらなる改訂へと導き，その価値を高めることにつなげるだろう．この中範囲理論は，技術力，および明確な看護の知識によって導かれる論理的な看護実践として，技術的に人を理解するということを実証した．特有の知識が必要とされる看護の専門職は，日本の医療に不可欠な看護の価値認識を促進すると同時に，日本においてとても影響力を持つようになってきていることを確信している．

Rozzano C. Locsin, RN; PhD, FAAN

日本語版　第二版に寄せて

　第二版では，教育，研究，臨床現場で使用できるように第一版の反省点に基づいて日本語訳が改訂されたと監訳者から聞いている．この理論では，患者がケアの中心でありケアの参加者であること，看護師は専門職として患者へのケアの経験を通して技術力をさらに身につけることの二点を基本としている．

　特に，この理論を読者がより理解しやすいよう，理論の仮説と理論の説明方法を再検討し，さらにケアリングとしての看護の過程，看護において他者を理解するための新たな方法である「技術的に理解する」という概念について増補した．

　理解するとは，物事の道筋や道理が正しく分かることであり，他者の気持ちや立場を察することである．また，知るとは，物事の存在・価値を認める，気づく，感じとる，学んで少しずつ感じとるなどの意味がある．

　knowing は「知る」「理解する」の両方の意味がある．その他にも相手を「認める」意味で celebrate，appreciate など様々な表現を用いて，看護を受ける人を理解するための看護としての技術力を解説している．したがって，理解する，知る，認めるという表現を用いているが，いずれも看護の実践の中で，病気に苦しむ人やその家族を正しく理解するという意味である．

　看護において「技術的に理解する」とは，その人の人間性を理解し，ケアリングとしての看護において重要な患者―看護師関係（力動的関係）を築き上げるために，看護師が家族関係を含む患者の状況について十分理解することであり，患者の看護ケアに参加することで，患者をより全人的に理解することである．また，看護を受ける人との相互関係においては，看護を受ける人がその看護師に心を開くような信頼関係を構築することが重要である．患者から全幅の信頼を得ることで，技巧に富んだ豊かな表現で看護を行うことができるようになる．

　第二版の実用面での修正点は，「人を全人的に理解する」ことの意味について，人の概念として，たとえその人に障害や病気があったとしても，その人は常に完全な人であることを更に分かりやすく解説した．

　例えば，手を失った人は不完全な人だろうか．たとえ手がなくても，その人

は常に完全な人である．従来の看護過程である APIE（アセスメント・計画・介入・評価）では，手を失っているということは問題点として挙げられ，看護が展開される．しかし，本理論では，手を失っているということは，人を理解するための過程において，その人の要素の一つであり，より深くその人を理解することでよりその人にふさわしい看護を提供できる．したがって，技術を用いた看護の焦点は，ケアの対象者としてよりも，ケアの参加者として全人的に人（患者や家族）を理解することに向けられる．

　ケアにおいて，技術を通して人を理解する究極の表現として，下記の五つの仮説がある．

- ■ 人は人間らしさによってケアしている（Boykin & Schoenhofer, 2001）．これは，人間は誰もがケアをするという考え方を反映したものである．看護において，ケアすることは様々な方法で表現される．ケアリングは実質的な看護という専門職の焦点であり，人が他人に対して行う行為や，他人に対する気遣いである．ここでは，「人はケアする」ということは看護に不可欠なものとして探究される．

- ■ いかなる瞬間においても人は統合された，あるいは完全な存在である（Boykin & Schoenhofer, 2001）．全人的な理念（哲学的な視点）は，看護師が人を理解するために，人を様々な部分の統一体としてよりも，生活する人として理解することを可能にする．この理念は，病気によって失った部分を完治させることよりも，看護師と患者の間で闘病中の経験をお互いに理解することが重要であると看護師に気づかせる．

- ■ 看護において人を理解するということは，その瞬間瞬間の人を理解することである（Locsin, 2005）．人を理解することは連続的な過程であり，ケアの目的としてではなくケアの参加者として患者や家族を理解する中で，看護師と患者・家族が互いに理解しあうことである．

- ■ 看護は学問であり，専門的実践である（Boykin & Schoenhofer, 2001）．学問であり，専門的実践としての看護は，人間の健康を促進する医療に不可欠な看護の視点をもたらす．

- ■ 技術はその瞬間瞬間の人を全人的に理解するために使用すべきである（Locsin, 2004）．健康と看護の技術は，看護師が患者をケアの目的とし

て捉えるのではなく，ケアの参加者としてその人をより深く理解することを可能にする．

　技術力には，看護の過程において，人は様々な部分の統一体としてではなく，全人的に理解するための実践理念が含まれている．人間科学としての看護の観点においては，看護の専門家としての関与を説明し，看護師と看護を受ける人（単にケアの受け手ではなく，看護の参加者としての患者や家族）は，看護の質を証明するだろう（ケアリングとしての看護の過程は第8章で，増補改訂して説明した）．

看護の美徳

　看護とは「看護すること」であり（Reed, 1997），看護そのものと看護ケアの実践により説明される．看護には多くの存在論があり，ケアリングとしての看護（Boykin & Schoenhofer, 2001），人間の健康におけるケアの学びとしての看護（Newman, Sime & Corcoran-Perry, 1997），人間として看護すること（Parse, 1997），人を理解することとしての看護（Locsin, 2005）などがある．

　そのような知識からもたらされる理論的根拠に基づいた実践としての看護の理念は，学問，技術，科学，そして特に臨床実践のような専門的看護としての看護の発展的な討論で，主要な題材として取り上げられている（Bishop & Scudder, 1994）．知的発展によりもたらされた理論に基づいた実践の本質と正当性への関心は，看護を専門職として理解するために重要なことである．実践者であり専門家としての看護師，学者，理論家の間の達成感といった経験は，看護ケアに影響し，医療および患者満足度に影響を及ぼし続ける．

　本書の目的は，優れた看護の過程として，看護において人を理解することへの取り組みを説明することである．看護とは，看護師と看護される者とが経験を共有することである．また看護の実践においては，人を全人的に理解し続ける必要がある．人は変化し続けており，同じ状態であることはない．人を理解するためには看護師は意識的に，心からその人を理解しようとしなければならない．看護におけるケアリングの技術力によって人を理解することは，患者ケアの必要性を知り，ヘルスケアを実践することで，専門職として意味をもたら

す.

　各章は，人を全人的に捉え，患者―看護師の力動的関係を築くための看護としての見解を基盤にして述べている．そのため，本書は，人はその時々で全人的であるということを明らかにし，看護の過程として，人を理解すること，人を全人的に理解するための技術力，実践に活かすためのモデルについて説明している．

本書の意義

　現代の理論や根拠に基づく看護実践では，技術力によって看護は様々な領域で活動することができる．ケアの技術によって看護ケアの価値は高まってきているが，看護界はより高度な技術を必要とされている．技術力をどのように発揮するかについての制約はない．重要なことは，実践に導くためのケアリングの科学的な構成の中で，テクノロジーを使用することである．これらのテクノロジーの使用によって，看護師はより人間らしい看護ケアを提供し，現在の看護よりもさらに優れた看護ケアを提供するようになるだろう．

　第二版の特徴的な二つの内容は，理論的な展望を使用して看護を探求すること，特にテクノロジーを用いて「ケアされた」もしくは「ケアをした」という看護の事象，そして人を理解するための看護の過程，看護において「技術的に理解する」ということを明記したことである．看護の過程としての実践はケアの参加者として「違う一面を持つ」人を中心としている．

- ・テクノロジーを使用して「ケアを提供する」看護師の経験
- ・テクノロジーの使用によって「ケアされた」人の経験
- ・倫理とテクノロジーの依存関係
- ・クローンや超人的なパーツの作成およびそれを使用した経験
- ・看護におけるケアリングとしての技術力を測定する尺度の開発
- ・技術力によってケアされた患者の経験を測定する尺度の開発
- ・遺伝学および人間の代替物の将来的展望
- ・バーンアウトの現象および看護の場においてロボットを使用するための展望
- ・ハイテクな環境に適応できる看護師を必要とする看護管理

・様々な看護場面や文化におけるケアリングとしての技術力の普遍性

　これらの看護の研究テーマに共通していることは，技術的に人を理解するということが，看護実践に与える影響について取り上げていることである．看護師は研究や看護ケアの実践によって，技術力が人間の健康および安寧を目的としていることを理解するようになる．これらのテーマは以下の内容も意図している（Kawanishi, Osaka, Tanioka & Locsin, et al., 2007）．

・サイボーグや人工頭脳のように完全に人間を「写真」のように再現するテクノロジー
・看護ケアの実践において指示されたとおり人間や人間の動きを模倣するテクノロジー（例：擬人的な機械，「ナースボット」のようなロボット）
・看護の仕事を促進する機器（機械）としてのテクノロジー（例：質の高い患者ケアの提供を促進するコンピュータもしくは機器）

　ロボット技術は，特に病院のような医療環境に導入されつつある．日本では，人間の健康や安寧に結びつく，看護師のケアリング行動を模倣するヒューマノイドロボットが患者ケアの質を良くするために重大な役割を担うことを想定して研究が行われている（Locsin, Purnell, Tanioka & Osaka, 2011）．加えて，遺伝子操作，診断検査，人権問題は我々にとって日常的な関心事となっている．ケアリングを行うためのもっとも重要なロボット利用技術は，自然言語処理（NLP）の概念，および人間の特徴を持ったロボットによる共感的理解，すなわち人間とヒューマノイドロボットの間における対人関係である．

文化と看護知識の発展

　様々な文化が一致することにより，理論は更に発展する．日本の文化と価値観の見解から，この理論は実用的な骨組みと文化的感受性を結束させるために最も適していると考えられる．理論の専門的な知識は，特に，様々な教育活動によって実践のためのモデルを組み立てることを教えたり，学生に推奨したりすることで発展し，経験を共有することが可能となる（例：セミナー，ワークショップ）．看護理論の価値は，看護実践において適切で価値のある理論的な基礎を身につけると同時に文化的能力を促進するという一面を理解することである．

　国際的なヘルスケアは，理論に基づいた実践を進めることで，将来の看護教育に直結する共同研究を促進するだろう．現代の看護と医療は，各専門職とのケアの境目が不明瞭なために生じる実践の限界が問題となっている．国際的には，実践のための協力，専門的技術の推奨・承認，人を尊敬することが必須である．このような理論を使用する重要な要素は，医療の技術的な成功体験を促進する可能性がある．

看護におけるケアリングとしての技術力に関する理論の継続的挑戦

　人を対象化することは看護実践において当たり前の出来事となってきており，このことは稀に業務を成し遂げるために必要なこととして理解される．業務として看護実践を描写することは専門職としては役に立たない．看護師は，看護としてのケアリングの表現として，またヘルスケアに不可欠な看護としての技術力を早急に評価しなければならない．さもなければ，単に人間が業務を遂行しやすくするための自動化されたロボナースのイメージのような看護師を作り上げるだろう．

　看護師が，看護される人（患者）を予測できたと勘違いすることは，看護師が人を人として理解するのではなく，より対象物として人を評価することに通じる．こういった状況は，看護師が看護される人（患者や家族）を「理解した」と思った場合に生じる．「全人的に人を理解する」過程で，人を継続的に理解する機会は無限にある．しかし看護される人を「すでに理解した」と看護師が思ってしまうことで，看護師は看護される人への行為を予測し，決定するように

なる．そして，結局は人を対象物として捉えるようになる．

　人としてその人を理解しようと意図したり，望んだりすることを通して看護師が取り組むことは，人が人生を全うし，成長していることを理解する方法として，創造的であり，革新的である．看護実践の重大な需要は，ケアの対象ではなく，全人的に人間を理解することに基づいている．

Rozzano C. Locsin, RN, PhD, FAAN

参考文献

Barnard, A. & Locsin, R. (2007) *Technology and Nursing: Practice, Process, and Issues.* Palgrave Macmillan Co., Ltd: Hampshire: UK.

Boykin, A. & Schoenhofer, S (2001) *Nursing as Caring: A Model for Transforming Practice.* Jones & Bartlett. Sudbury, CT.

Kawanishi, C., Osaka, K., Tanioka, T., Locsin, R., Tada, T., Ueno, S., Ren, F., Matsumoto, K., & Mituyoshi, S. (2007) Establishing methods and analytical examples for empathic understanding as technological competency in nursing. *Information,* 10 (2), 253-262.

Locsin, R. (2005) *Technological Competency as Caring in Nursing: A Model for Practice.* Sigma Theta Tau International Press, Indiapolis, IN.

Locsin, R., Purnell, M., Tanioka, T., & Osaka, K. (2011) Human Rights and Humanoid Relationships in Nursing and Complexity Science. In Davidson, A., Ray, M., & Turkell, M. *Nursing, Caring, and Complexity Science.* New York, Springer Publishing.

日本語版　第三版に寄せて

2009 年に，谷岡らの監訳によって，日本で出版された『現代の看護における
ケアリングとしての技術力—実践のためのモデル（Locsin, 2005）』に，読者が
興味を示してくれたことを非常に嬉しく思っている．第三版は，2013 年に出版
された第二版をさらに発展させ，第 4 部第 12 章に現代の医療の影響を反映し
た概念を追加した．

それは，『Universal Technological Domain（UTD：社会の発展とともに変
化する技術領域）（Locsin & Purnell, 2015）』であり，看護におけるケアリン
グとしての技術力をさらに進展させた理論的思考である（*International
Journal for Human Caring* に掲載した論文を国際ケアリング学会から承諾を
得て本書に再掲した）．

UTD は，テクノロジーを用いてケアの対象者を理解すること，看護師と患者
が相互に計画を考えること，患者がケアに参加することであり，これらはあら
ゆる看護の場面で展開される．これらの三つの側面を実践することによって，
TCCN 理論（Technological Competency as Caring in Nursing：TCCN）の実
践場面での応用が進む．患者が病気と闘いつつも，「意味のある人生を送る」こ
とによって看護師との間で意思疎通が促進する．それは，ケアリングを通して
看護師と患者（患者やその家族）が同時に成長することを実現する．すなわち，
看護師はケアすることを通して患者から学び，看護師として，そして人間とし
て成長でき，患者は闘病や健康を維持し，家族は身内である患者を支援する中
で人間として成長していく．

UTD では，ケアリングの過程で看護が取り組んでいる事象を明らかにした．
そして，この発展させた UTD が現代の看護の中で実証できるのか，また実践
の中で看護がどのように活動範囲を拡大できるかについて解説した．

看護教育の焦点は，卓越したケアリングの実践であり，日本では，社会から
の期待によって発展している．看護の表現として，看護におけるケアリングと
テクノロジーを融合させることは，看護の価値を高めるために重要である．な
ぜなら，看護の真価は，テクノロジーを活用したケアリングとしての看護の技
術力を上手く説明することで，人々からも認められるからだ．また，TCCN 理

論も高度な医療環境において展開されるだろう．

　医療におけるテクノロジーは，常に人間の健康を維持するための実践で用いられる．看護におけるケアリングは，多くの知識やテクノロジーを用いた実践によって最もよく表現できる．

　ヘルスプロモーション，疾病予防，早期介入が最良の健康管理であり，疾患に対する治療には理想である．これらは，ケアリングの表現としての技術力の実践的な手段であり，ケアの対象者ではなく，ヘルスプロモーションや疾病予防を行うセルフケアの主体者として，その人を理解するという看護師と看護を受ける人の相互関係としても説明できる．

　TCCN 理論を展開するために，学問と専門職として看護実践を促進させることが期待される．優れたケアの能力はすべての看護の専門家に必要であり，看護におけるケアリングの表現としての技術力は，それを説明することになる．

Rozzano C. Locsin,　RN; PhD, FAAN

日本語版　第四版に寄せて

はじめに

　臨床での看護の目的は人を知ることだ．人（患者とその家族）を理解するう
えで大事なことは，看護におけるケアリングとしての技術力に由来する「ケア
リングとして人を理解すること」である（Locsin, 2005, 2015）．ここで大事な
のは，看護する人とされる人との関係性だ．技術を伴うケアリングは，洗練さ
れた看護の証としてみなされなくてはいけない．看護におけるケアリングとし
ての技術力の理論では三つのことに基盤を置くべきだ．それは，技術的な知識
を持つこと，相互にやり取りできること，そして，参加できる関係性があるこ
とだ．これらの過程を通し，看護師は，その人のケアに参加でき，ケアに参加
するために何が必要であるかを知り，実践できるようになる．

看護におけるケアリングの普遍性とテクノロジーの影響

　看護におけるケアリングは不変であると断言できるため，その実践を推進す
るために取り組むことが最も重要な課題である．この分野に焦点をあてるケア
リングの本質（Roach, 1987）は，看護学におけるケアリングの科学的根拠を
熟考させるものである．

　例えば，Boykin と Schoenhofer（2001）は，看護する人とされる人に生じ
るケアリングの現象は，生きた経験を分かち合うことであり，その看護の統合
的性質を確立することであると示している．

　看護の専門知識に必要とされる技術は，極端に言うと，機械を使った看護に
取って代わられる ― それは看護師が人間であるからとか時代遅れという理由
ではなく，むしろ，看護におけるケアリングが人間の要求として始まっている
ということにあると思われるかもしれない ― それは，看護の実践において必
要とされる要求は，ヒューマンヘルスケアに必須である技術に光が当てられて
いるからである．

　そのことは結果として，多くの場合，看護師は進歩した技術を用いることに
より患者から距離が開いていると感じるが，それは医療用機器にいくらか注意
を払わなくてはいけないからである．しかしながら実際には，それらの技術に

より重要な情報が得られることで，看護師は，その人のケアにより集中できるため，意識して，心から行う看護として『ケアリングとしての技術力』を表現できるようになるのである．

　このように看護を助ける技術のもとでは，看護師はその人をより完全に人として － ケアする‘者’としてよりも，ケアに参加する‘人’として － 理解できるようになる．そして，技術力の達成により，ケアリングとして，その人をより知ることができることを経験することになる．

ユニバーサル・テクノロジカル・ドメイン（UTD）：

　UTD とは，看護する人とされる人の間に生じる場を指す．UTD の詳細な説明は，本書の第12章にあるので参照してほしい．UTD では，技術に基づき看護する人とされる人との体験の中で，分かち合える状況や機会を示すため，看護におけるケアリングでの，人を理解することにおける心の動きを連続的に記述する．技術に基づく看護の出会いには，専門的実践のほとんどすべての要素を含んでいる．これらは，本書の一貫した考え方である．

　執筆内容の時間的な経過は重要である．初版（2005年）の「遺伝学のテクノロジーと看護」（第11章）では，医療における遺伝学がテクノロジーの不可欠な側面となるのではないかと予測した．今では遺伝学やゲノム科学などの先進テクノロジーは，人間の生活の質を向上させ，人類の進歩をもたらすうえで必要不可欠となった．

　人の未来を予測することがしばしば行われるが，この理論で特徴的に示す技術やケアリング，看護は，人を理解する過程を促進させる．技術的知識があること，相互にやり取りできること，参加できる関係性があることのすべてが，効率的に UTD の中で起こっている看護する人とされる人の連携を強める．これは『看護におけるケアリングとしての技術力』の主張であり，次世代の看護への道を示していると言えるだろう．看護技術を用いて患者を深く理解することは，ヒューマンケアにおける人を理解する実践方法である．看護する人とされる人が相互に連携することは重要であり，参加関係とは，看護される人も積極的にケアに参加することである．

テクノロジーの進歩と人間性に関して

　ロボットのような驚異的なテクノロジーは,「看護への社会からの要望を満たす」ために使用できるようになるかもしれない. しかし, 人間性を破壊させるきっかけになるかもしれない. 我々の人間性や人間味は壊れやすい.

　看護は生命体として人の能力に焦点を当てている. 健康や病気は, 自然な人の成り行き, もしくは, 永遠の命を求める自然な傾向のどちらかである. 人であるからには, 人として影響を受けざるを得ない―人が形質転換すること（有機体として劣化するまで）は変化であるが, 有限である. もちろん, 社会が変化していくことは無限ではあるものの, このような状況で, 看護は高度な技術社会に連携して残っていけるのだろうか?（Pepito & Locsin, 2018）. 人の素晴らしいところは変化に対して柔軟に適応できることである. ただ, ケアを行う人型看護ロボットは今後, 我々にどのような影響を及ぼすだろうか（Locsin, Ito, Tanioka, Yasuhara, Osaka & Schoenhofer, 2018）. この理論の含む意味は,「機械によってケアを受けながら, 生きるとはどういうことか?」などの将来の研究的質問とそれに対する回答である. 人に対するケアの分析から『看護におけるケアリングの表現としての技術力』の理論的・概念的内容が記載され説明されている.

まとめ

　ケアされる人を知り, 人をケアするという洗練された厳しい看護の過程で, 看護の力は, はじめて立証される.「ケアとしての技術を追求すること」の前提は, 看護のためのケアリングとして技術力の理論を基盤としている（Locsin, 2005）. ある人にとっては, 技術力は単純に臨床において期待されるものであろうが, ある人にとっては, ケアリングとしての技術力は, 生命の意味を感じながら生きる, 看護する人とされる人の間に生じるものであり, 意味のある実践となっている（Boykin & Schoenhofer, 2001）. 看護におけるケアリングとしての技術力の理論とともに, 学問上のやり取り, 洗練された臨床, 理論的な裏付けから熱心に議論し, 探究することが,「ケアされる者というよりも, ケアに参加している人」として, 人を理解することにつながり, ケアリングとしての看護の意味を示すのではないかと考えている（Locsin & Purnell, 2015）.

Rozzano C. Locsin, RN; PhD, FAAN

参考文献

Boykin, A. & Schoenhofer, S. (2001). Nursing as Caring: *A Model for Transforming Practice.* Sudbury, CT, Jones and Bartlett.

Locsin, RC. (2005). *Technological Competency as Caring in Nursing: A Model for Practice.* Sigma Theta Tau International Press, Indianapolis, IN.

Locsin, RC. & Purnell, MJ. (2015). Advancing the theory of Technological Competency as Caring in Nursing: The Universal Technological Domain. *International Journal for Human Caring,* 19(2), 50-54.

Locsin, R., Ito, H., Tanioka, T., Yasuhara, K., Osaka, O., & Schoenhofer, S. (2018). Humanoid nurse robots as caring entities: A revolutionary probability? *International Journal of Studies in Nursing,* 3(2), 146-154.
https://doi.org/10.20849/ijsn.v3i2.456

Pepito, J.A. & Locsin. R. (2018). Can nurses remain relevant in a technologically advanced future? *International Journal of Nursing Science.*
https://doi.org/10.1016/j.ijnss.2018.09.013
https://www.sciencedirect.com/science/article/pii/S2352013218301765

Roach, S. (1987). The Human Act of Caring: *A Blueprint for the Health Professions.* Canadian Hospital Association, Ottawa: Publications. *The Future of Life Institute* (http://futureoflife.org/about, retrieved on September 13, 2015).

日本語版　第五版に寄せて

　学問的知識および先端技術により実践する看護を理解する上で，『看護におけるケアリングとしての技術力（Technological Competency As Caring in Nursing: TCCN）』理論に対する関心の高まりは時宜を得たものである．

　この理論を，日本の医療や教育現場で活用するためには，正確な日本語への翻訳が重要であることは言うまでもない．しかし，理論を説明するために使用した句読点および理論の要素は専門用語で特別にデザインされている．そのため，日本語への翻訳には困難を伴い，理論を評価するためには，理論的・哲学的基礎を理解することも不可欠である．

　旧版では各章を翻訳者が翻訳し，監修者が編集作業を行った．第五版では，全章を DeepL API を利用して日本語に再翻訳し，谷岡哲也博士が旧版の日本語の文章と対比して再確認し監訳した．しかし，監訳するうえで危惧されることは，文化的な文脈の意味合いを見逃すことであり，特に日本人の読者には理解しにくく，読みにくい文章となることがある．つまり，文章が意味をなしていても，自然な日本語ではないことが問題となる．

　監訳者にはターゲットとする言語（英語と日本語）に関する深い知識が必要となる．単語一つとっても，その言語において，文脈によって異なる意味を持つことがある．このように多様な表現の中で最もふさわしい日本語に翻訳するためには，熟練した監訳者でなければ，適切な意味を選択することはできない．

　第五版では，谷岡博士の監訳に続き，共同監訳者の安原由子博士と大坂京子博士が，日本語の文章をさらに検討し，理論的・専門的な文脈に特有の用語をわかりやすくした．

　さて，2年に1度開催されるロザーノ・ロクシン研究所（RLI）主催の国際学会では，『看護におけるケアリングとしての技術力』理論の発展と，この理論を臨床で使用するための理解を促進する機会を提供している．

　ロクシン博士は，RLI の名誉所長，谷岡博士は RLI の所長を務め，安原博士，大坂博士は RLI の諮問委員として，『看護におけるケアリングとしての技術力』の臨床的価値を高める努力をしている．第五版への改訂を機に，より多くの日本の医療従事者の方々に活用してもらえる書となることを願っている．

Rozzano C. Locsin, RN; PhD, FAAN

Professor Emeritus, Florida Atlantic University

Christine E. Lynn College of Nursing

Director Emeritus,

Rozzano Locsin Institute (RLI) for the advancement of Technological Competency as Caring in Nursing and Health Sciences

https://www.rli-tccn.com/home

目　　次

序章

歴史を振り返ると，初期の看護から現代の看護に至るまで，聖書，軍事資料など，ナイチンゲールの業績には二つの考え方が存在している．

一つは，心のこもった親切な態度あるいはケアリングという人の表現としての看護，もう一つは，有益なテクノロジーを通して提供されるケアリング（心のこもった親切な態度）の考え方である．

負傷した兵士に，清潔な食器を使って少しずつ栄養のある温かいスープを十分に与えること，これは看護におけるケアリングとしての技術力の分かりやすい例である．ずっと昔から行われていることであり，将来もこれがケアリングとしての技術力であることを疑うものはいないだろう．もう一つは，より現代的な例である．すでに過去の事例になっているかもしれないが，腎不全患者が使用する腎臓透析装置を注意深く観察し，適切に調整することで患者を保護し快適にすることである．看護におけるケアリングにおいて，このような例を統合した考え方にはどのようなものがあるのだろうか．

本書で Locsin 博士は，実際的な対人サービスとして，看護を理解するためのケアリングの柱となる二つの考えを検討している．彼は，初期の研究において，看護において相反する価値として捉えられるような課題に取り組み，機械技術と看護におけるケアリングについての考えを統合して，『Machine Technologies and Caring in Nursing (Locsin, 1995)』という本を出版した．この研究成果は，Boykin と Schoenhofer（1993）の『ケアリングとしての看護』，Sandelowski（1993）の『看護における技術依存の理論的定式化』，Ray（1987）の『集中治療・看護における技術的なケアリング』に基づいている．

本書は，Locsin（2001）博士の初期の著書を基にして，主要概念としてのケアリング，テクノロジー，および看護，これらの概念の再統合を図ろうとするものである．その執筆過程において国際的な看護の科学者が参加して編集された．

ケアリングに関する看護文献の一部によって，看護の重要な特徴が，「人のために～する」ための知識や力量であることを明らかにするだろう．

例えば，Larson（1984; 1986; 1987）の看護師のケアリング行動に関する調

査票，Wolf のケアリング行動評価尺度（Green, 2004; Wolf et al., 1994; Cronin & Harrison, 1988）のケアリング行動アセスメント（Dorsey, Phillips & Williams, 2001）などを用いた研究報告を参照してほしい．

　看護師は，実践の中で看護を表現するが，その多くは患者のための行動であり，生物医学やその他のテクノロジーを用いている．患者とその家族は，高い期待を持って，看護師の「人のために〜する」ための知識の度合いや腕の良さについて，評価し続けている．

　ある時期，看護においては高度技術かそれとも感性（人間的な触れ合い）か，どちらか一方を支持する立場をとった．思慮深い看護師でさえ，心の中でこれが間違った意見であることを知っていたのに，「どちらか一方」に自身の立場を置いた．

　看護におけるケアリングとしての技術力についての Locsin 博士のモデルは，前述したどちらか一方といった二者択一のジレンマを解決できる可能性があるだけでなく，それを凌ぐ実際的で支持できるケアリングとしての技術力について，我々看護師が理解できるように道を開くものである．Locsin 博士のモデルは，看護における技術力が，ケアリングに対して貢献することを明確にすることで，テクノロジーとケアリングとの「正しい関係」を実証している．それはもはや，ケアリングかそれともテクノロジーかの問題ではない．現代のようなテクノロジー全盛の時代において，看護師が「ケアする時間がない」と主張することは，支持されない．

　意図的にケアするという考え方は，テクノロジーと看護におけるケアリングの明確な関係である．看護におけるケアリングの意図的な表現として，看護においてテクノロジーを十分に使用するときに，厄介な二者択一は解消する．

　私は最近，ホスピスの看護管理者と話す機会があった．彼は，ホスピスの現場で，看護の中心になっている「患者とともにいる」という看護を行うための実践モデルとして，ケアリングとしての看護の理論を探しているところであった．ケアリングとしての看護を明確にするために，Locsin 博士の『現代の看護におけるケアリングとしての技術力』の内容を簡潔に説明した．すると彼は直ちに「なるほど！」と答えた．ホスピスの看護管理者とスタッフが悪戦苦闘していたケアリングかテクノロジーかといった不自然な二者択一は，Locsin 博士

のモデルによって強力な概念の統合を与えられ，実践現場で使えるといった感触を得るとともに，ケアの改善にこのモデルが有効であるという確信を得た．

　看護の一般理論を実践で使用するためには，矛盾のない，体系的に開発された，中範囲理論の開発にかかっている．Locsin博士のモデルは，ケアリングとしての看護理論を臨床現場で実践するものであり，看護を変化させる手段として，有意義な貢献をするだろう．Locsin博士のモデルは，「看護としてのケアリングの考え方とテクノロジーを使う力量をどのようにうまく一致させることができるか」という，どの看護師でも抱いている疑問に答えを与えてくれるだろう．本書の各章は，Locsin博士のモデルにそってわかりやすく記載されており，ケアリングに根ざしている看護の一般理論のすべての実用価値を高める意義深いものである．

Savina O. Schoenhofer, Ph.D., RN
Professor, School of Nursing
Alcorn State University, Natchez, Mississippi

参考文献

Boykin, A., & Schoenhofer, S. (1993). *Nursing as caring: A model for transforming practice*. New York: National League for Nursing.

Dorsey, C., Phillips, K. D., & Williams, C. (2004). Adult sickle cell patients' perceptions of nurses' caring behaviors. *ABNF Journal*, Sep-Oct;12(5), 95-100.

Green, A. (2004). Caring behaviors as perceived by nurse practitioners. *J Am Acad Nurse Pract*. Jul, 16(7), 283-90.

Larson P. (1984). Important nurse caring behaviours perceived by patients with cancer. *Oncology Nursing Forum*, 11(6), 40-46.

Larson P. (1986). Cancer nurses' perceptions of caring. *Cancer Nursing*, 9(2), 86-91.

Larson P. (1987). Comparison of cancer patients' and professional nurses' perceptions of important nurse caring behaviors. *Heart and Lung*, 16(2), 187-193.

Locsin, R. C. (1995). Machine technologies and caring in nursing. *Image: J Nurs*

Scholarship, 27(3), 201-3.

Locsin, R. C. (2001). Advancing technology, caring, and nursing. Westport, CT: Auburn House.

Ray, M.A. (1987). Technological caring: A new model in critical care. *Dimensions in Critical Care Nursing*, 6(3), 166-73.

Sandelowski, M. (1993). Toward a theory of technology dependency. Nursing Outlook, 41(1), 36-42.

Wolf, Z. R., Giardino, E. R., Osborne, P. A., & Ambrose, M. S. (1994). Dimensions of nurse caring. *Image J Nurs Scholarship*, 26(2), 107-11.

はじめに

　哲学的運動は，看護過程と実践における変化を促進する新しい観点を導入した．ケアリングは看護に限ったことではない．しかし，ケアリングは看護の主要な部分であり，実践の根拠となる考え方である．この命題によると，ケアリングの観点からは看護が哲学的視点から理論的視点に発展することが非常に重要である．本書はケアリングに新しい視点を持ち込む最初の試みである．看護の研究は伝統的な徒弟制度から，生物医学的知識を用いて一般化された実践や考えによって発展してきた．今日，ケアリングの観点から展開している知識は，最も有力な哲学的運動と調和して，理論的観点に由来する知識を基盤にした実践を促進している．そのような一つの理論が，Boykin と Schoenhofer (2001) による，『Nursing as Caring: A Model for Transforming Practice』である．この本の日本語版は，『ケアリングとしての看護―新しい実践のためのモデル』という書名で，多田敏子名誉教授，谷岡哲也教授らの監訳によってふくろう出版から発売されている．

　実践の中心としてこの理論を推進する者は，人は人間であるがゆえにケアを行い，人は人間らしさという美徳（道徳の基準にあった行為）によってケアされ，そして看護はケアリングの中で育まれ，ケアする中で成長するという考え方である（Boykin & Schoenhofer, 2001）．

　Boykin と Schoenhofer は，看護とテクノロジーを関連付けた．彼らは，この（看護とテクノロジーの）関連は多くの点で根拠があると確信している．その一つはケアリングとして技術力を評価することである．看護技術はさまざまな方法で理解されているが，『現代の看護におけるケアリングとしての技術力』という考え方はかなり新しいものである．本書（このモデル）は，技術力がある看護師がケアリングを行う看護師として理解され，真価を認められる実践モデルを提案する．看護師の技術力とは，このようにケアを行う看護師の実践の中で発揮される．

序文

　看護の教育・研究者，理論家，学者，看護の実践家の本質的な問いは看護理論の意義は何かということである．この問いで重要なことは，実践の指針として，看護理論に価値があるかという懸念である．英単語の「理論 (theory)」は，ギリシア語の「見る (theoria)」に由来するが，これは人の意識の奥にある現象を明らかにする方法という意味である（Watson, 1999）．さまざまな医療場面において，看護という職業が単にテクノロジーを使用した実践とみなされる場合，看護理論の妥当性が論点となる．

　例えば，看護は予測や修復が可能であるとした患者理解に重点を置き，利用可能な技術を使用して治療が可能であるとする実践は珍しくない．

看護を導くさらなる実践理論は必要か？

　看護実践はケアすることによって真価を確立する．それは，いかなる時でも全人的であるという患者理解から形づくられる．そのような看護が，知識を用いた実践として創造性，革新，想像力を促進する．

　私はさまざまな世界観から導かれた看護理論が，容易に専門的な看護を導く実践理論を提供することができると思う．しかし，これ以上，看護の中範囲理論モデルもしくは実践モデルは必要だろうか？

個人的見解

　私は，看護実践は，患者のケア計画のように，単に，伝統的に，職業的に，あるいは規則化された手順に従うことだと思っていた．その後，私は看護実践の学問的，専門的基盤に疑問を持つようになったが，専門的看護の実践には根拠のある理論が必要であり，看護の知識体系に由来する実践枠組みがあるのではないかと考えるようになった．

　結局，これらの探求的思考は，現存している看護理論の理解に取って代わった．私がすぐに気づいたことは，まさしく看護は明らかに学問分野であり，専

門的な実践であるということである．看護実践を導くものは，現存する看護理論であり，計算された思考を反映する，その瞬間（時）に全体または完全である人の重要な評価に関するものである．

　看護は豊富な知識に基づく実践である．看護の存在論は，看護の性質，意義および実践の結果を強調する．誠実な看護の説明とそれに続く方法もしくは知識が看護実践の理論的根拠の評価を支えている．これらの看護の説明の一つが，看護におけるケアリングとしての技術力の認識である．それはケアリングとしての看護の一般理論によって導かれる看護の実践，つまり技術（テクノロジー）によって人を理解することを促進する一つの実践モデルである（Boykin & Schoenhofer, 2001）．

　これらの考えによって，私は「看護の知識を看護独自の知識にすること」が看護の知識への疑問に対する回答として重要なものであることが分かった．以前の私の実践においては，私は看護には看護たらしめるものが何もないと思っていた．私が看護実践の中で使用したものは，解剖，生理学，病態生理学，生化学など，他の医療の専門分野から得た生物医学的情報であった．興味深いことに，私はさまざまな学問からの知識を用いて看護師として看護を実践することができ，また多数の知識に基づいて，私は最良の看護ケアを予測し，処置することができた．それでもなお，「私は看護していたのか？」という疑問が残った．

　この本は4部から構成されている．第1部の1－5章で，技術力，ケアリング，そして看護の概念化を述べる．第2部の6－8章で，モデルによくある実践問題を明らかにし，看護におけるケアリングとしての技術力の概念化に関する対話をさらに進める．第3部の9－11章では，ケアリングとしての技術力によって導かれる特徴のある看護の方法をケアの実践場面から記述する．第4部の12章ではケアリングとしての技術力の理論の発展について述べる．意図的に部分構成にしているが，本書は一体となって展開し，その瞬間の全人的な人を理解するための考え方が分かるように章を展開している．

　以下は存在論と認識論的な看護の疑問であり，他の学問の視点から見た，看護活動と看護実践の間の評価を高めるように作成されている．

- ■ 看護の知識は，経験科学的データに基づくべきか？
- ■ 看護は実証的データに基づくべきか？もしそうならば，なぜか？
- ■ 看護は実証的データに基づくべきではないのか？もしそうならば，なぜか？
- ■ 看護の焦点は患者の健康な生活の維持・発展（増進）にあるのか？
- ■ 患者の健康を獲得，維持するために，看護師は，人はどのようなものかを理解する必要があるのか？
- ■ 看護師は，期待された結果として患者の健康を獲得，維持，持続する際に，医師のように行動する必要があるのか？
- ■ 医療において先進的な看護の観点から，看護師は無理のない立場からヘルスケアを提供することができるのか？
- ■ 看護が医学に似ている場合，看護実践が医療行為に似ている場合，この実践によって，看護師がその瞬間の全人的で全体としての人に焦点を当てる場合，また人の健康と幸福を獲得，維持，持続することができるならば，看護師が看護をしているといえるのか？
- ■ 看護師が看護をしているならば，患者が看護を受けているのならば，患者が健康的な生活を保持増進しているのならば，看護師は職業としての社会的必要性を満たしているといえるのか？サービス業なのか？

　本書は，看護，学問，専門性の実践を支持する本質的な知識体系を確認するための書である．ケアリングは看護の本質であり，人間の健康における経験の根底にあるものである．看護の焦点はその瞬間の全人的で，常に変化し，予測不能で完全な人に当てられる．看護実践は，その瞬間の全人的で完全な人を連続的に理解することである．

　全人性の概念は，人間臓器を組み合わせた物という理解に限定されるものでない．それは人は個性があり，希望を持ち，夢を持ち，意欲的で，常に変化している存在としての全人的な人間を理解することである．人の充実した人生とその時その時の独自性を認める考え方である．看護の理解と，人の理解において，看護師は全体としての人を肯定し，承認することが求められる．人を理解するための機序（方法）として，看護におけるテクノロジーは，瞬間の完全で全体的な人の理解を促進する．

看護におけるテクノロジーには，人が認めてほしいと望むことに看護師が反応することや，人生を認める充実した方法（手段）を含んでいる．

　技術力（看護においてテクノロジーを利用する能力）は，その時その時の全人的で完全な人を理解するという看護師による看護の熟練した表現である．人を理解するということは，全人的な人間としての人の連続性を理解することである．連続性を理解するためには，有効な過程と他の革新的，創造的，想像的な努力が必要である．これらの有効な過程の一つは，事前評価（アセスメント），計画，介入，評価というよく知られている従来の看護過程である．一般に，看護過程はその時その時の全人的で完全な人々を連続的に循環的に確認する条件と状況を作り出す．看護におけるケアリングとしての技術力に忠実であるということは，全人的にその時その時の人を理解することを認識することである．

　従来の看護過程を用いる際に重要なことは，看護過程ですべてを理解することはできないということである．看護過程は，看護師が「人とは何か」を知ることはできるが，様々な部分によって構成されている人を部分的に見ているにすぎない．

　重大な局面は，人が意識不明もしくは生命に関わる状況におかれている場合である．看護の実践において「人を理解する」ためには，その人は「何か」そして「誰か」を理解する必要がある．人を理解するために看護実践に重要なことは，人が（自分のことを）「理解してほしい」という願いを知ることである．この希望は看護を受ける人（患者・家族）から看護師に伝えられ，看護師が自分の心の中に入ることを認める（Boykin & Schoenhofer, 2001）．そのために看護には，人は「何か」そして「誰か」についての知識が必要である．評価と介入といった従来の看護過程を永続的に使用することは，看護実践にはあまり良い結果をもたらさないのかもしれない．

実践モデル

　看護理論が実践の指針となることを認識し，看護の観点から実践を行いたいという希望は，看護学者，理論家および有識者によって明確に定義され支持される．看護理論は，説明，予測，記述，規定することを目的としている．これらの理論に含まれるのは，各種の要素からなる人間（生物学理論，行動理論お

よび医学理論によって規定された人）というよりも，ここでの見方は全人的な人の生命を維持する方法である．Wiedenbach（1964）による援助技術としての看護を含む初期の看護理論と概念は，実践の評価はケアの成果を導く（評価する）枠組みから始まった．

私はさらに看護のための別の中範囲理論モデルもしくは実践モデルの必要性があるかをもう一度考えてみたい．様々な理由から，専門的実践を説明するために実践モデルは必要である．その知識基盤は，実践の抽象化，類型化，予測，説明，規定によって独自に確立されている．重要なことは，医療技術の継続的な進歩と，看護師に対する社会的な需要（要求）の結果生じる操作技術，さらに設計技術と看護実践の効率的な方法が看護の実践モデルの必要性を強調している．実践モデルとして，看護におけるケアリングとしての技術力は時宜を得ている．とりわけ，このようなモデルは，人間の健康に必要なものとして，看護実践の有用性を認めている．この実践モデルの評価にとって重要なことは，それが形作られた概念の認識である．全人的な人の概念は，絶え間なく変化し，活動的で，成長し，生き生きとして，性質に関係なく予測不能であるという人の見方に由来する．この概念には，人もしくは人間の理解に，生物医学的観点からの「患者」，または看護師と看護される者という概念が含まれている．この概念に重要なのは，人が全人的に真価を認められ，どんなときも完全で，そして，彼らが固定概念で見られることなく，再び「全体」になるという理解である．

参考文献

Boykin, A., & Schoenhofer, S. (2001). *Nursing as caring: A model for transforming practice.* New York: Jones & Bartlett, National League for Nursing.

Wiedenbach, E. (1964). *Clinical nursing: A helping art.* New York: Springer.

人生を意味する言葉による生き生きとした描写

遠い思い出が壊されていく

まるで粉々になった鏡のように

人の心は壊れた鋭いかけらに向いていく

人が回想する完璧な輝きに向くよりも

人の心は多彩なかけらの

大きさや形に向いていく

その破壊によって，人は自分が全部そろったものになることに気づきもしないで

人は他者との関わりのなかで全部そろったものとなる

一つの壊れた鋭いかけらが他のかけらにぴったりと合うように

この破壊の感覚に耐えられない者は

自らが闇だと思う中に身を隠す

そして，どのように自らが闇のしくみに調和するか

もはや分かることもない

しかしながら，ただ想像するように

人は共同体の中で自分を見出し

自らが同一でないことに恐れを抱く

自分の中にある多次元を見出すのはそのときであり

自分の個人としての光に反射している表面は

ダイヤモンドの特質を持っていると気づく

人は鋭いかけらの特質に似せることもまた同様に重要であると気づく

ダイヤモンドの輝き，その中であらゆる鋭いかけらは，

他のすべての鋭いかけらと関わり合って，特有の光を放つ

Patric Dean

第 1 部

技術力・ケアリング・看護 の概念化

看護におけるケアリングとしての技術力の概念モデルは，看護のなかでケアリングとテクノロジーが共存する場合に使用することができる．これらの概念の融和は，現代の高度医療を背景に看護が行われることであり，両方の概念が共存することを認めるものである．

第　1　章

ケアリングの技術力の理論への招待

By Rozzano C. Locsin

　看護師の中には，患者のケアをする時，機械技術を専門的に使用することに依存するようになった者がいる．集中治療室での日常的な看護は抵抗できないほど機械中心になり，機械に依存する看護師は「患者のケアはもはやできない」と主張する．このような看護師は人工呼吸器，心臓モニタ，または必要書類などに活動の焦点を置いている．このような看護師にとって，患者や家族と話をすることは余計な事であり，優先すべき看護としては見なされていない．患者の「そばに寄り添う」というようなケアリング活動は，患者の健康に影響を与えないため犠牲にされ，時間を費やす不要な活動であるとみなされている．これらは看護の時間を要求するが，すぐに結果がわかるものではない．

　以下の文章は，看護が人間に対するケアではなく，機械の管理になっていることを示唆する，ある看護師の集中治療室での看護実践の回想記である．

　私のキャリアに大きな転機が訪れたのは，心筋症患者のケアをしたときでした．患者は50代前半，心臓移植が必要であり，生理学的にとても重篤で不安定な状態でした．彼は人工呼吸器をつけ，様々な機器が体に装着され，手足に複数のカテーテルがつながれていました．彼はLVADと呼ばれる左室補助循環装置を付けていました．集中治療部門のすべての看護師は，LVADを装着している患者ケアに関する講習を受けていました．

　彼の胸には大きなチューブが取りつけられ，100単位以上の血液製剤，複数の緊急薬剤，大量の補液が投与されていました．毎日，手術室に運ばれ監禁状態で，日ごとに彼の身体機能は力を失い，反応しなくなっていきました．

　最初から彼が生きられるとは思ってはいませんでした．私たちは彼に対する看護の自信をなくしていきました．彼と彼のご家族がこの状況をどのように受け止めたのかは想像をはるかに超えていました．

　彼が運ばれてきた時には，来院した時の面影はなかったのです．

　私は彼を見て，「私たちはこの男性にいったい何をしてしまったのか」と考えました．

　その時以来，私の考え方は変わりました．私は，多くの機械に囲まれて仕事をすることで看護ができなくなると感じたのです．看護の焦点は変わってしまいました．しかし，発達したテクノロジーや専門技術の背後にある力は強く，私はそれに巻き込まれることに恐怖感を覚えました．

　残念ながら，これが真実であり，私はそこから逃げ出したかったのです．

　集中治療室を去ることは，これ以上，患者につながれた装置や，ボタン，スイッチ，機械を操作したくない，「患者のための質の高いケアをしたい」という沈黙の宣言でした．

　そして，例えをお許し頂きたいのですが，あらゆるチューブやホースが患者につながれた時に，私はタコを想像してしまうのです．そのタコの触手が私の看護を妨害するのです．「私がケアすべき患者はいったいどこにいるのだろう」とたびたび自問していました（Juergens, 2001, 私信）．

　この短い情景は，看護実践場面におけるテクノロジーの重要性や，看護上でテクノロジーの需要が高まっていることを示している．このような看護体験は，人間へのケアに目を向けることの大切さと，機械の管理が中心の看護になっているのを看護師に気づかせるきっかけとなった．

　臨床的見解からは，すべての看護モデル，理論，および概念枠組みが実践の基礎になると考えられる．しかし，ケアリングは看護実践において人間の健康な経験の本質（Newman, Sime & Corcoran-Perry, 1991）であり，患者の幸福の重要な要素である．同様に，看護の知識の発展と実践については，さまざまな考え方がある．

　機械主義的または人間主義的というような単一の観点から実践理論を構築するよりも，むしろ看護実践から作られるさまざまな看護モデルが普及するための努力が続けられている．

看護の伝統的モデル：看護過程

　今日の看護実践で，看護ケアを提供するための最良の実践的指針として，看護過程が支持されている．現代の看護過程は，臨床的な健康モデルからの診断および治療を含む看護計画として，看護師によって意図的に用いられ，処方的で予測的過程として広がっている．残念ながら，アセスメント，計画，介入，評価という伝統的な看護過程は，人を理解することを制限する可能性がある．それは,根拠と治療の過程に基づく人間に対するケアを意味し,看護の機能は,

病気の診断，治療，服薬管理といった狭い範囲で記述されている．

ケアリングとしての技術力：新たなモデル

『看護におけるケアリングとしての技術力』は，テクノロジーと看護におけるケアリングを調和共存させ，関連を示す概念モデルである．Locsin（1995）によると，医療において非常に高度に発展したテクノロジーの現状の中に，テクノロジーと看護におけるケアリングの能力という概念があることを説明している．この概念モデルは，看護実践においてテクノロジー，ケアリングおよび看護の関連性を具体的に示すものである．現代の看護に不可欠な実践モデルとは，テクノロジーを扱う技術力を通して看護におけるケアリングを表現できるものである．この実践モデルは，高度に発達したハイテク機器を用いる臨床場面で看護を提供する技術力は，現代の看護実践において重要であることを示唆している．

このような技術力とは，技術的な専門的知識を必要とする実践環境において，経験を積んだ看護師によって行われる意図的で信頼性のある高度な実践活動である．

現代の看護実践における技術力にとって重要なことは，テクノロジーを意図的かつ連続的に活用することである．よく，技術力はケアリングと逆の意味で捉えられる．しかし，ケアリングと技術力の二つの概念が持つ関係性は，看護実践において極めて重要である．

これらの相反するかに見える概念を調和させることは Locsin（1995, 1998）が意図するところであり，彼は看護の実践としての技術力がケアリングの表現であると主張した．

彼はケアリングとしての技術力を，人を「理解する」目的で看護技術のテクノロジーを使用する実践であると主張した．この実践的な見方は，テクノロジーを使用する能力を通して，人を継続的に理解するための看護に再び焦点を当てている（Boykin & Schoenhofer, 2001）．ケアリングと看護におけるテクノ

ロジーが共存するとき，看護におけるケアリングとしての技術力の概念モデル
が生じる．これらの概念の調和によって，現代の医療を背景とした看護実践が
あり，それらの共存を認めている．看護におけるケアリングと技術力との関係
を詳しく解説することで，看護過程の新しい考え方が受け入れられるだろう．
技術力を実行しがたいと考えている看護師（Sandelowski, 1997）は，看護実
践に対するテクノロジーのプラスの効果を評価しないようである．

　ケアリングは看護特有のものではないが，看護の中に確実に存在する（Roach,
2002）．そのような考え方がケアリングを強化するし，看護の実践には不可欠
である．技術力は，看護ケアの価値を高めながら，医学管理のための看護の重
要な役割を承認する実践である．技術力が技術に帰属するものであることを認
めることで，現在の先端技術を使用した看護実践を支援するようになる．

　看護における実践のモデルとして，ケアリングとしての技術力は，その瞬間
の全体として人を理解する方法であり，実践の役割，過程，そして成果物を定
義する基礎となる考え方が示されている．

　看護実践は，看護の対象としての人について，できる限り理解するというこ
とが含まれている．この考え方は，人は予測可能であるという考え方と矛盾す
る．

例えば，個人としての人間は，客観的に予測することができない生き物であり，
スイッチを入れることによって，あるいはコンピュータプログラミングによっ
て，人間が思うように作動する自動装置あるいはロボットではない．

　看護師がテクノロジーを使用して人を理解することは，予測できない人間を
理解することを可能にする．心電図（EKG）技術を使用することで，看護師は
その瞬間に記録された患者の心臓の活動を視覚的に知ることが可能になる．さ
らに看護師は，この心臓の活動が次の瞬間に変わることを知っている．人を理
解することを基本とした看護実践は，看護師が瞬間かつ持続的に変化する人の
（個人的な）経験を理解することを可能にする．そうすることで，看護師は，
予測できない人間や生活者としての人を理解することができる．人間を予測不
可能なものとして理解することは，客観的対象物として人を見ることを否定し，

常に人を知ろうとする看護を促す．それは予測不能であるが，その瞬間に完全で，全人的な人間という人間の認識および理解であり，そのことが看護実践を論理的で有益な医療の実践にさせるだろう．

ケアリングモデルとしての技術力は，看護実践につながる枠組みを例証している．その中で，瞬時に人を全人的に，そして完全に理解するための技術が絶え間なく使用されている．

　ケアすることは他者のために寄り添うことである（Paterson & Zderad, 1987）．他者の世界に入ることは，テクノロジーを使用する能力を通して，人間としての他者をより完全に知るようになることである（Locsin, 1998; 2001）．この過程を使用することにより，看護は常に人に対して有益なものになる．

ケアリングおよび技術力に関する誤った考え

　技術力を自負する看護師は，ケアを行えていないのかもしれない．従来，ケアをしていると評価されてきた看護師は，繰り返し患者の手を握るような目に見える表現を行い，優しく愛情のこもったケアを示す人であった．
　高度な技術が要求される世界で，テクノロジーがすべての生命の過程に影響を与え，テクノロジーを使用する専門的知識，先端技術の影響を解釈することが望まれている状況において，単に患者の手を握ることは，ケアをしていない人の典型かもしれない．
　技術的に有能であるということは，集中治療や救急看護のような状況で高い集中力でケアリングを実践することである．そのような状況下で，看護師と患者は互いを深く理解するようになる．ケアリングとしての技術力を用いながら看護実践を行うことは，看護師が価値のあるケアを実践することを可能にする．
　・技術力としての看護実践とは何だろうか？
　・看護におけるケアリングとしての技術力のモデルに基づく看護の過程とは何だろうか？
　・ケアリングを示す実践とはどのようなものなのか？

　理論の基盤，技術力の構成要素，そして，看護に必要とされる構造と過程，その成果は医療現場に要求されるテクノロジーによって明らかになる．技術力の構成要素は，予測不能な，全人的で瞬間に完全である人の概念を含む．このことは，知識を基盤とした学問，実践としての看護の評価，実践から導き出される看護の過程を認識できる．ケアリングの評価や実践には，ハイテクを駆使したアセスメントと介入が必要であるという認識など他の概念もこのモデルには内在している．

実践家としての看護

　知識を構築する複雑さは，専門的実践の進化と発展を促進する．さまざまな方法論を用いる学問的探求は，この発展に極めて重要である．研究と学問による評価は，看護におけるケアリングとしての技術力の開発に不可欠である．『ケアリングとしての技術力』は，職種間または多職種間の協働を含む実践モデルであり，知識の発展を促進し，最終的にそれが専門的な実践となる．

　様々な機械技術を使用する技術的に有能な専門的看護実践への需要は，ケアリングとしての技術力と同様に実践モデルとしての価値を認識する必要性をつくりだす．看護におけるケアリングとしての技術力の実践は，論理的枠組みの中での看護実践の価値や理論モデルの発展の実例である．中範囲理論であるケアリングとしての技術力は，現代の看護実践に適合している．なぜなら，相反するテクノロジーとケアリングという二つの概念が調和されているからである．技術力を有する看護師は思いやりのある看護師である．

　現代の実践で，確立されたケアリングの哲学に基づいた理論モデルを使用することにより，看護の実践が人間の健康や幸福を達成し，維持するためにさらに価値があり責任のあるものになる．

参考文献

Boykin, A., & Schoenhofer, S. (2001). *Nursing as caring: A model for transformin practice.* New York: Jones & Bartlett, National League for

Nursing Press.

Fawcett, J. (1984). The metaparadigms of nursing: Present status and future refinements. *Image: Journal of Nursing Scholarship*, 16(3), 84-87.

Juergens, M. (2002). "The Octopus". Personal communication, June 2002.

Locsin, R. (1995). Machine technologies and caring in nursing. *Image: Journal of Nursing Scholarship*, 26(2), 201-203.

Locsin, R. (1998). Technological competency as expression of caring in critical care nursing. *Holistic Nursing Practice*, 12(4), 51-56.

Locsin, R. (2001). Practicing nursing: Technological competency as an expression of caring in nursing. In Locsin, R. (Ed.) (2001). *Advancing technology, caring, and nursing*. Westport, CT: Auburn House.

Newman, M., Sime, A., & Corcoran-Perry, S. (1991). The focus of the discipline of nursing. *Advances in Nursing Science*, 14(1), 1-6.

Paterson, J., & Zderad, P. (1987). *Humanistic nursing*. New York: National League of Nursing Press.

Roach, S. (2002). Caring: The human mode of being. Ottawa, Ontario: CHA Press.

Sandelowski, M. (1997). (Ir)reconcilable differences? The debate concerning nursing and technology. *Image: Journal of Nursing Scholarship*, 29(2), 169-174.

Swanson, M. (1991). Dimensions of caring interventions. *Nursing Research*, 40, 161-166.

看護とテクノロジーとの関係は常に検討する必要がある．テクノロジーは有害ではない．事実，すばらしいものである．他のものを除外し，間違った信頼を得ること，つまり，テクノロジーをやみくもに崇拝することが危険である．

第　2　章

テクノロジーと看護の哲学を通じた技術力の理解

By Alan Barnard

テクノロジーは特定の文化や社会的な関係を決定する主な要因である.

看護師は,人との心のこもった接触を疎かにし,テクノロジーについて議論し,テクノロジーに順応するために技術や知識を高め,最新のコンピュータの性能を賞賛している.

看護師は,新しい機器の講習会に参加し,技術的役割や責任に従って行動する専門家集団の中や,最大限に技術を活用できる組織の中で働き,テクノロジーに依存する人間社会で暮らしている.

看護師が働く環境は,ますますデジタル化され,仮想的になってきている.例えば,電子機器やマルチメディア技術によって,医療を受けることができない遠隔地の人を診断することが可能である.これらは医療においては重要な要素であり,ナノテクノロジー,ロボット工学,遠隔機器,コンピュータによって相互に連携して意思決定するシステムやテクノロジーを全体的に組み合わせた統合ネットワークが構築されつつあり,学際的な連携を支援している.

テクノロジーは,看護の文献においても注目されてきた.Dock と Stewart (1925) は,医学とテクノロジーの変化に直接関係する看護実践の発展過程を明らかにした.彼らは,放射線,電気治療,水治療法,マッサージなど,看護師がさまざまな形式の療法に精通し始めたと主張した.その他,代謝の実験研究などの新しい分野の補助をしている看護師もいる.以前は研修医が行っていた病院での役割,麻酔薬投与,カルテの保管,その他の病棟業務が看護師に与えられていた (Dock & Stewart, 1925, p. 304).

20 世紀で最も強調された論議は,看護の到達目標と理想の間にある緊張や,テクノロジーに直接関連した需要の増大である (Cooper, 1993; Fairman, 1998; Henderson, 1985; Locsin, 1995, 1998; McConnell, 1990; Ray, 1987). テクノロジーの発展によって予想される利点と欠点,看護の役割と責任の変化について,いまだ意見の一致がない (Barnard, 2000a; Barnard & Sandelowski, 2001; Harding, 1980; Hawthorne, 1995; Sandelowski, 2000). 看護の発展には,医療技術やそれに関連する臨床実践がとても価値があるとされているが,テクノロジーとの重要な関わりやテクノロジーに関連した論理的な順序に注意

すべきである．看護師はテクノロジーを安全に使えるだけでなく，経験，生命，そして個人・家族・集団や社会のニーズに対して，十分に向き合うことが求められている（Locsin, 1998; Ray, 1987, 2001）．これらの看護の中心にある考え方は，看護が単に技術職として理解されないように，看護とテクノロジーに関して本格的に検討する必要性を示唆している．本格的に検討するとは，看護の臨床実践や理論的意味合いについて正確に理解することである．テクノロジーの意味について探求することは，患者と患者のケアに焦点を当て，看護とテクノロジーとの関連の中で複雑な現象を明らかにすることである．

　本章では，医療においてテクノロジーが作り出したものを明確にするために，テクノロジーと看護の哲学が，看護を理解することにどのように貢献するかを検討し，技術力について，理解が深まるように努力したい．

テクノロジーと看護の哲学

　テクノロジーと看護の哲学は，経験科学的な知識と意義に焦点をあてた研究分野であり，「看護のためのテクノロジー」を含んでいる．テクノロジーと看護の哲学の発展には，注目に値する技術開発を促進する発想，重要な研究を促進する看護の知的発展の二つがある．

　テクノロジーと看護の哲学は，学問と研究において特に注目されている急成長分野である．過去200年の間に発展してきたテクノロジーの哲学は，比較的最近注目された研究分野である．それは実践とテクノロジーの観点から現代の現象を解釈する試みである（Ferre, 1995; Ihde, 1993）．また，哲学的な考察やテクノロジーの評論を重要とする現代の取り組みでもある．この意味において，テクノロジーは文化的，倫理的，専門的，政治的，人間的，社会的意義の焦点となり協調し合い，一貫して考察され議論される．このように，テクノロジーを人類の経験と社会の発展という観点から理解するためには，テクノロジーの設計や人工物のデザイン，使用方法を研究することが重要である．

　テクノロジーは，道具としてあるいは目的を達成するための行為というよりも，重要な事象と解釈されている．というのは，テクノロジーは変化するものであり，テクノロジーは，ジェンダー，文化，経済，政治，価値，習慣を解釈するうえで

重要だからである（Feenberg, 1999; Ihde, 1995; Mitcham, 1994）．

我々が周囲の社会に影響を与えたいという願望を，テクノロジーは具体的に表現する．

　その意味は，歴史的・社会文化的な傾向によって影響され，高度な機械，工業製品，コンピュータ化または電子的な自動装置，科学的知識，技術的熟練とますます関連してきている．テクノロジーは，生活，文化，政治，職業，言語，教育，知識，技術を含む歴史的，科学的，哲学的および社会的知識と直接関連している．テクノロジーと関わることは，機械の機能や利用法に関連する一つ目の疑問をもたらす．二つ目の疑問は，認識論，価値論，存在論，倫理的な課題に関連している．それは，テクノロジーはケアに影響するのか？看護実践の効率化にどのような影響を与えるのか？コンピュータの画面や医療機器のモニタに依存する臨床環境における実態は何なのか？特別な看護のテクノロジーに関する知識はあるだろうか？ということである．

　テクノロジーは，哲学的考察に値する重要な現象である．この有用性について，最新の科学との相互関係，社会と集団との相互関係，関連した知識の認識論的疑問などについて継続的に検討する必要がある．それは技術的な手段の価値や合理・不合理に関連する看護の価値論の課題に発展をもたらし，目に見えない事象（形而上学）への関心をもたらす．例えば，看護師は絶えずテクノロジーと人間に関与しており，人間もしくはテクノロジーのどちらが，人間の意思決定や操作に対して責任を負うのかという疑問が生じる．テクノロジーは，意思決定や（Barnard, 2000a），人の命の価値と質（Donley, 1991; Marck, 2000），医療と看護の考え方の変化（Sandelowski, 1998, 2002）と関連しており，再考する必要がある．

　哲学的疑問の探究は，実践の中で絶えず起こる変化に対応するための手助けとなり，看護ケア，技術，知識に焦点が当てられる．例えば Pacey（1983）は，20世紀のイギリスにおける乳児死亡率の減少が，公衆衛生改革によることを示した．具体的には，テクノロジーの応用に重点を置き，飲料水や公衆衛生，牛乳の衛生的な瓶詰めが改善された．テクノロジー，医療，適切な教育，知識と

技術の十分な理解なしには，テクノロジーは望ましい結果を出すことは難しいと述べている．また Pacey（1983）は，テクノロジーがもたらす成果が，単なる物や道具，機械を使用した結果にすぎないと解釈される場合には，十分に理解や評価がされることはないとも述べた．

　看護師が直面する社会改革や人間関係，倫理的ジレンマは，哲学的疑問を通して検討されなければならない．継続的かつ適切にテクノロジーを検討することが，看護実践や人間の経験，技術力，知識の進歩に対する理解を広げることができる（Barnard, 1996, 1997; Barnard & Sandelowski, 2001; Fairman, 1999, 1998; Harding, 1980; Marck, 2000; Purkis, 1999; Sandelowski, 1999a）．

テクノロジーと看護：
テクノロジーの非本質主義的理解の必要性

　テクノロジーの哲学に関する最も基本的な命題の一つは，テクノロジーの本質や意味に関係するものである．テクノロジーの理解を促進するために重要なことは，その現象の意味と本質を明確にすることである．単に役に立つ能力というだけでは技術力の十分な説明にならない．「テクノロジーとは何か？」という疑問に対する答えは，テクノロジーの応用や使用に関する議論に限定して検討するだけでは不十分である．

　テクノロジーの多種多様な特徴を分析・解釈することは，現象に関連する基本的な性質を明確にするため，テクノロジーをありのままに理解するために最適である（Barnard, 1999, 2002; Fairman, 1996; Harding, 1980）．

テクノロジーの意味を単一の要素，例えば機械に集約しようと試みても，テクノロジーという本質を特徴づける唯一の特質は存在しない．

　本質論はテクノロジーの複雑さを最小化して議論を終結させる．しかし，単一の特徴を分析するだけでは，テクノロジーの理解を進める上で単純すぎて意味がない．労働条件や労働分業によって示される，政治的，社会的なイデオロ

ギーの変化を例に用いると，テクノロジーは，定義というよりも，テクノロジーが将来的に証明され，受け入れられることによって標準化される．なぜなら定義というものは，学問領域を起源とする理論的枠組みや科学技術の枠組みを単に反映しているにすぎないからである．

　例えば，伝統医学や代替医療による治療と実践は，テクノロジーがその時々の流行によって選択されてきたため，その閉鎖性に苦しんできた．テクノロジーの領域や境界を定義しようとする，文化的，社会的，政治的な論争の結果として，テクノロジーが確立された経緯も理由の一つである．

　主要なテクノロジーや技術的設計は，社会文化的な意義や仮説の検証を反映しており，デザインは看護実践，保健医療の供給，社会的な価値，人々の高い関心と関連している．結果として，看護師などの医療者は，教育と慣例（習慣，文化など）によって社会化され，専門職の技術的な基準の中での実践やその根拠となるものを受け入れる．社会化や規範を受け入れないということは，専門性に根ざす社会・文化的意義や政治的関心を示さないのに等しい．例えば，社会構成主義者の Feenberg（1999）は，産業革命時代に工場労働者だった子どもに用いられたテクノロジーの特徴を論じ，以下のように説明した．

　彼は，当時の工場で用いられたテクノロジーの写真を調査した時，その機械の高さと全体の設計に衝撃を受けた．子どもの労働者用に機械が特別に設計されていたからである．形状，仕様，使用法は，社会的要因によって決定されテクノロジーの開発や技術的規範の最終的な発展に直接影響を与えた．「技術的規範は，それがもたらされた社会的意味に従って，対象を厳密に技術的用語で定義する（Feenberg, 1999, p. 88）」．

　看護技術に関連する技術的規範は，性差があり，分業に直接関係し，他の学問領域の有する異なる専門的な価値観を看護が持っているにもかかわらず，看護のテクノロジーに関する技術的な方法は一般的にはあまり検討も説明もされていない．テクノロジーの技術規範，社会文化的意義，政治的利益，効率的で合理的手順を促進することは，同時に，重要な解釈学的広がりを構成する背景，もしくは外的視野である（Feenberg, 1999; Winner, 1986）．

私が好きなもの：
そこにある薬，チューブ，ドレーン

　一般的に，テクノロジーとは我々の身の回りにある道具を作ったり使ったりすることへの志向の現れであると理解されている．

　看護においては，機械・設備にテクノロジーとして認識するのが一般的である．

最もわかりやすいところでは，テクノロジーとは，最新のものや時代遅れの機械，器具，化学物質，物理的な物体を指す．

　それらは看護や医療の中での用途や応用として発展した．この点を説明すると，私の研究では，外科看護師の経験がある人は，機械や設備などのテクノロジーに対して関心が強い（Barnard & Gerber, 1999）．看護師は，パルスオキシメーター，輸液ポンプ，心電図，コンピュータ，電話のような機械，さらに，薬，カテーテル，ドレッシング剤のような器材をテクノロジーとして認識していた．

　その経験は，以下のような看護師の発言からも説明できる．

　今考えているのは，現在の一般病棟での状況や，テクノロジーとは私が取り扱っているものです．コンピュータシステムもそうですが，実際には患者情報を入力するだけです．それから，血液ガスの結果や患者の所見から得られるようなことは，テクノロジーの一部分です．情報をもたらすもの，それがテクノロジーだから・・・（Barnard, 1998, p. 125）．

　この研究では，看護師は現代の技術の目的に注目する傾向があり，テクノロジーとは品質の良い機械や機器であると述べていた．テクノロジーは，革新と同義であり技術について触れた以下の看護師の記述からも推測できる．

　（テクノロジーとは）機器です・・・．機器とは使えるもので，現在も使われており，

その機器は次々と高度化しています（Barnard, 1998, p. 126）．・・・（テクノロジーは）新しいものです．ただ，それが機械であるとは限りません．テクノロジーを使用した包帯材料かもしれないし・・・．テクノロジーは，科学と機械が一体となったようなものです．科学の考え方と機械そのものや，実際に存在するものであれば，それらは金属や繊維，何から出来上がっていてもいいのです（Barnard, 1998, p.126）．

　これらの看護師は，テクノロジーは新しい性質を持ち，科学的進歩や現代的デザインと関連した看護の道具であると考えている．この考え方は，テクノロジーは印象的な技術，斬新な技術，もしくは双方を持ったものであることを強調している．古い機械や器具（例えば，手動血圧計）もテクノロジーであると考えている看護師が多いが，より新しく科学的に洗練された性質を持ったものがテクノロジーだと考える傾向が強い．また人間以外（例えば電気など）の，動力源によって動くものをテクノロジーと考える人も多い．
　新旧の技術を，マイクロ・エレクトロニクス（超小型電子技術），電子化，診断の正確さの向上，効率性に基づいて記載したものがある．経験に基づき，テクノロジーとは何であるかを，看護師は以下のように述べている．

　テクノロジーとは，患者に装着されたモニタや制御装置のことです．たいていそれらを使うためにはある程度の知識が必要です．装着されるもので，モーターや電気などを使って作動しています（Barnard, 1998, p. 127）．

　新しくて近代的なテクノロジーは，看護や医療の進歩を証明するものとして経験されており，現在進行している技術的な活動に対する責任を担い，看護師に取って代わる主要なものとして明白である．現代のテクノロジーは，本質的にどの看護師の努力とも無関係であった．テクノロジーは，独立して作動することができ，外見的にはテクノロジー自身が知能を持っているように見える．現代の外科病棟におけるテクノロジーは，電子的で，印象的で，迅速で，革新的である．テクノロジーの経験は看護師によって以下のように表現されている．

　（看　護　師）ポンプ，静脈点滴，それはすべてシステムです．カテーテル，洗浄用，

中心静脈用のラインもテクノロジーです．とても多くのものがあります．体温計だって，新しい体温計かもしれないですね.

（インタビューアー）なぜ，新しい体温計なのですか？

（看　護　師）えっと，古い体温計もありますよ.

（インタビューアー）古い体温計も技術的には同じなんですね.

（看　護　師）そうですね．テクノロジーは発展しています．より現代的なテクノロジーは，電気によって動くものでしょう（Barnard, 1998, p. 127）.

　最終的に，一部の看護師にとっては，電子機器の発達や診断の高度化により，古い機械や器機はもはやテクノロジーとは呼ばないものとして理解されている．この経験は，質問者と看護師の間で，テクノロジーについてどう思うか議論した以下の会話からも分かる.

（看　護　師）電気によって動くもの・・・．手動でも動かすことが出来ますが，機械的な部分を持っており，電気を供給されているようなものだと思います．手動血圧計のカフや血圧監視装置に，思っている以上に頼っていると思います．機械を動かすために電気に頼るようになり始めていて，手動で動かすことが難しくなっています．つまり手動でそれが使えるとは言えなくなっているのです．だから，私の判断基準ではテクノロジーと考えざるを得ないのです.でも，もし電子血圧計がなくて，手動血圧計が手元にあれば，おそらくそれをテクノロジーと呼ぶでしょう.だから，それは時間に関係していないのではないかと思います.

（インタビューアー）時間と関連しているとは，どういう意味なのですか？

（看　護　師）もし，あなたが卒業したばかりの看護師だとすれば，耳式体温計を体温測定に用いるでしょう．それは私にとってはテクノロジーですが，最初からあったとしたら，それらはもうテクノロジーといわないかもしれません．テクノロジーと呼ばれている何かが，後になってテクノロジーと思うかもしれないし，それはテクノロジーをさらに発展させるかもしれません．理解できますか？血圧計の場合，私が知っている血圧計は，自分で水銀をポンプで押し上げて測定するもので，自分で

操作するものです．それは私にとってはテクノロジーではなく，電気などによって供給される機械の複雑さをテクノロジーと呼ぶのです（Barnard, 1998, p. 128）．

このように，機器の新しさと高度化は，テクノロジーを定義するために組み合わされる．前述した例では，看護師の経験は，以前の機械や器具は，もはやテクノロジーとして認められないほど離散的であった．

テクノロジーとして機械や装置が受け入れられた理由は，先進的で高度なデザインである．一部の看護師は，外部電源によって作動する現代の高度化した機器は，古い手動の機械よりもより技術的であると考えている．多くの看護に用いる道具は，一見したところ，馴染みがあり今すぐにでも使用することができる．テクノロジーと看護の日常の活動，実践，行動，役割が関連していることがほとんど明らかにされていないのは明白である．

テクノロジーは機械と装置だけなのか？

機械や装置が専門家と社会から絶えず注目されている．特に，テクノロジーの多様性と看護の実践的な特性が注目されているのは意外である．そのうえ，看護のテクノロジーの起源，歴史，形態，意義について多くの調査が行われてきたと予想するのが妥当である．しかし，テクノロジーと看護の関係について研究されることはほとんどなく（Barnard & Cushing, 2001; Fairman, 1998; Locsin, 2001; Sandelowski, 2000），テクノロジーの種類や特別なテクノロジーが発展し，どのように看護に影響を与えてきたのかについて，ほとんど検討されてこなかった．テクノロジーに関する関心の多くは，機械や装置の質について，将来の看護の希望や葛藤に対する典型例もしくは隠喩として議論されている（Barnard, 1996, 2000b; Sandelowski, 1997, 2000）．

多くの看護のテクノロジーは看護に特有なテクノロジーとしての認識に欠けているため，可視化できない．Mitcham（1994）の科学技術による産物を種類として説明し，リスト化する研究は参考になる．この分類は組み合わせて使用でき，独自の分析ができ，テクノロジーが実行され，動きを伴うものとして

記載される．Mitcham のリストによれば，看護テクノロジーは八つの異なった
タイプに分類された．布製品（遺体を包む布，パジャマ），看護用具（差し込み
便器，膿盆），構造（病棟，隔離室），器具（流し），設備（ガス，電気），道具
（車椅子，カテーテル，血圧計），機械（静脈点滴ポンプ），自動装置（血液加
温装置，冷蔵庫，コンピュータ）である．また看護のテクノロジーには，内容，
使用法，解釈の三種類がある．看護実践のための道具（看護師の腕時計），看護
のための服装（制服），玩具（ボードゲームなど）である．

　これらの分類は，現代の電子機器，診断・治療に関連するテクノロジーだけ
ではなく，最も一般的な看護のテクノロジーとして十分に説明できる．それは，
看護実践のあらゆる側面の構成要素となる技術的な看護の性質と種々の現象を
裏付けるものである．

知識，技術，行動

　看護は実践的な職業であり，ほとんどの場合，その知識は看護業務を通じて
表現される．にも関わらず，テクノロジーは，実践上の重要性を過小評価され
ている．なぜならテクノロジーの特性が，実践的な性能ほど明確に示されない
ためである．テクノロジーには，新旧の機械，自動化，器具だけでなく，効率
的で効果的な政治的，経済的，人的，管理上の技術や知識の発展も含まれる
（Allan, 1988; Barnard, 2002; Barnard & Sandelowski, 2001; Fairman,
1996; Harding, 1980; Pelletier, 1989）．

　看護は，専門化や役割分担の変化によって，数々の新しい役割と責任（例え
ば医療の役割と責任が発展した結果）に関連している（Sandelowski, 1999b,
2000）．今後も進歩が予想される社会環境を目の当たりにするだろう．看護業
務は，様々なテクノロジーに関わるようになってきているため，看護師はより
高度な知識や技術を身に付けなければならない．従って，テクノロジーの意義
を説明するためには，技術利用，修理（トラブルシューティング），設計，評価
を伴った知識と技術との関係で表現されなければならない．看護師は，様々な
臨床環境において，特殊な先端技術，情報生産や情報収集の高度なシステムの
機能を応用する能力に関連して，技術や知識の能力を示す必要がある．例えば，

コンピュータ化，形式的で効率的なテクノロジー（スクリーン，ネットワーク通信）の使用によって，医療分野は包括的システムの工程，手順，相互関係によって統合されている．

　適切な知識とテクノロジーがなければ，テクノロジーはその意味や使用が制限され，非効率的で，危険なものになるかもしれない．技術力には，知識と技術の開発に対して注意を払うことが求められている．

テクニック

　人的，政治的，経済的な合意が，テクノロジーの効果的な利用，応用，発展の基礎となる．テクノロジーを，単なる方法論や人工産物，物体の集合体として理解すべきではない．人的，政治的，経済的な管理体制の強化は，現代のテクノロジーの特徴である．歴史的には，蒸気機関や飛行機のようなエネルギーを変換する機械がテクノロジーとして考えられていた．

　テクノロジーの新規性において，現実的に重視されているのは，現在では手順であると分析・解釈されている（Borgmann, 1984; Ellul 1964, 1972, 1980; Mitcham, 1994; Pacey, 1983, 1999; Postman, 1992）．つまり，看護師がどのように物事に取り組むかという事であり，生産のための組織化やシステム化であり，効率性のための努力でもある．

脱工業化社会における，テクノロジーの現実的な側面は，テクニックの開発にある．

　それは，効率的で理論的な手続きによる仕組みを作ることである．テクノロジーは効率的かつ合理的方法で開発され，テクニックは応用されるために必要な考え方や仕組みを作る必要がある．システムの中で業務を遂行できないということは，テクノロジーとその成果の管理は非効率的で，非効果的になってしまう．テクニックの分かりやすい例をあげると，経済的合理性，手順，コミュニケーションスキル，事業の効率化，疾病分類，業務量調査などがある．

　テクニックとは，それらを行うための姿勢と方法であり，行動，思考，意図を

決定するための社会の中の考え方である．それは個人差をなくし，標準化することである．生産物や過程，因果関係を事前に見極め，臨床実践の専門化を強調し，規則に従うことを推進し，考え方を同一にすることでもある．また，Winner（1977）が述べる，現代人の統一的考え方の特徴である．そこでは日常，自分の内面的な感情をコントロールするように努力することが最も重要であり，テクニックを身に付けて自分の内面をコントロールできれば外界をコントロールできるようになる．その理由は，以下のように看護師が試みようとする思考過程として解釈される（Temple, 1980, p. 225）．

すなわち，秩序と組織化，具体的な観察の中に自身の経験を当てはめるのではなく，起こった事実のパターンや関係性を記述し，目的と結論を関連付け，選択肢を検討し，推論，予想，比較し，内的な一貫性を評価し，予測を立てることである．

Temple（1980）は，Ellul（1964）が，「テクニックは三つの重要な側面からなる複雑な現象である」と言及したことについて以下のように説明した．

第一に，テクニックは，根拠に基づいて実践をコントロールすることである．

第二に，テクニックは，目的の達成を支援し，活動の正当性を証明する能力として，さらなる効率性を求める．管理者が確実な成果を得るために，効率性が向上した生活の中で，方法や行動を合理化しようとすることと同様である．

Ellul（1964）は，効率化を最も簡単に見分けることができる明らかな形態は機械であるとした．なぜなら，効率化は望ましい結果を得るために，人為的ミス，偶発的，個人差が起こる可能性を減らす方法で，さまざまな部分を統合した形態を機械化したものだからである．Ellulの効率化に対する考えは，臨床的有用性，結果の保証，無駄の削減，これまではうまく調整できなかった活動を単純化し体系化することに関心を向けている．行動を洗練させることで実践における効率化を最大化したいという気持ちが，最良の実践の基礎となっている．効率的実践が増えることは，それ自体，問題ではない．個人や実践家，家族，文化の質的な必要性，経験，目的，価値との間で矛盾が生じた時に問題が生じる．

非効率を望むことは，適切な結果を導かない．合理的で価値のある目標のため

に順序や効率化を目指すことは目新しいことではない．しかし，人類は歴史を通して発明と活動の両方を導いてきた．目標を意識して効率化を考えることは，それ自体は全く危険ではない．

　しかし看護師にとって，現代の現象に取り組む新しい分野のテクニックを導く点では第三の側面がある．

　テクニックの第三の側面は，人間の活動や思考のすべての分野において，効率化や合理的な順序の原則を普及させることである（Ellul, 1964）．

　技術的思考は，社会，組織，活動に広く普及している．人々は，テクニックの意義の追求において，境界線の外側から（客観的に）考えることができなくなっている．すなわち，効率的な理由や合理性はさておき，個人，組織，臨床家が，他の分野で用いられている別の方法を探すことはほとんどできなくなっている．

　多様化が進む世界において，我々はテクニックによってテクノロジーという手段でつながれ，人間的および非人間的側面を支配する経済的，人的，政治的システムが作られる．このような第三の側面は，看護のような極めて人間を中心とした活動のための思考にとっては不利である．

　テクニックは，人間，組織，活動，社会関係，政治活動によって構成され，適切に判断するための基準となりつつある．それは，道具や生活に影響を与えるものとして理想的な世界を提供した．また，多くの場合，外部の社会的関係の産物という特性を持っている（Ellul, 1964, 1980; Temple, 1980）．

　看護，医療，社会のためのテクニックの重要性を過小評価してはいけない．我々が採用しているテクニックは，最も大きな賭けである．テクニックは，集団行動を構造化し，個人の生活や職業観に影響を与える．それは技術社会の特徴であり，テクノロジーに従ってすべてを組織化し，整備するある種の考え方を強調する．テクニックは，多くのテクノロジーの哲学がもたらした現象であり（Borgmann, 1984; Ellul, 1964; Feenberg, 1999; Ferre, 1995; Inde, 1993; Mitcham, 1994; Winner, 1977），医療行為や看護，現代生活の主要な決定因子として技術と密接に結びついている．

　Lovekin（1991）は，「テクニックは考え方，組織，文化と社会のしきたり，

そして生活様式である．テクニックは，抽象概念，すなわち究極の現実の明示であり，依存であり，看護師が望む興味・関心である」とした（p. 65）．

　技術的な考え方では，女性が出産するときには全身の管理が必要であり，自宅出産では危険性があるとする．自然分娩は分娩室で行えるように設計されているが，看護と助産の実践は，技術や客観的データ，事前に決まっている手順，明確な方針によって技術的な事象として扱われる．

　伝統，文化，倫理的価値観，技術的表現や行動は，論証が可能な形式，人的活動，組織運営や教育目標により削除されるか無視される．なぜなら，それらには効率的な順序や測定方法が明確に示されてないからである．

技術力のためのテクニックの取り組み

　看護実践のすべての領域において重要な枠組みは，効率と合理的秩序であり，医療の解釈学的側面である（Feenberg, 1999; Mitcham, 1994）．

技術力の必要性に関心のある人は，必要に応じて，テクニックが実践の中で表現できることを示す必要がある．

　テクニックは，合理的で組織化された枠組みによって，主観的・非科学的な現象（例えば人間の経験）を，過小評価している．

　Mitcham（1994）によれば，テクニックが我々に提示する第一の課題は，非科学的な態度や思考法を取り込むことや従うことに抵抗することである．テクニックは，他の活動を説明したり，行為自体がテクニックの一部として形を変えたりする．それは，Heidegger の言う社会的現象を構成するようなものである（p. 59）．それでも，看護師は看護の世界がテクニックに従って考察されることを期待している．

　テクニックへの適応は自然に起こる．結局，テクニックは，現代人にとって自然な流れである．医療の提供は，多くの人々や家族が整備された適切な環境で治療を受けることができるように，テクノロジーと実践が，確実に，より現実的に，普遍的に組み合わされるように構成されている．

　都会の環境や現代の病院は，現実社会である．方針と手順に期待されているのは，自然な出来事（介入できない出来事や実践）が，偶発的もしくは，二次発生的に起こるからである．医療は，政策，計画，仕事の分配などの効率的手順に沿ってあらかじめ決定された方法で行われる．組織，管理，効果の本質は予測可能なことである．テクノロジーを用いた医療体系に関係することで助産師，看護師，患者，医師などは安心を得ることができる．

　主観的なことや非科学的なことが組み込まれることが評価されないとすれば，全人的で個人を尊重したケアを提供したいという要望のように，実践は極端に標準化されているのではないかと感じるだろう．看護実践の多くの側面は目に見えにくく，特に看護の主観的な性質や人間の関係性（例えば，深刻な精神的苦痛のある人に寄り添い時間を過ごすこと）には焦点が当てられにくい．

ケアの内容があまり不明確であれば，病院，実践家，医療管理者の効率的な目標にとって，このようなケアは必要性が低いものと認識される．

　また Ellul（1964）は，テクニックの四つの重要な特徴を明らかにした．その特徴は，現代の看護を理解する上で極めて重要であり，看護師，専門職，医療管理者が取り組むべき課題を明確にするだろう．

　第一に，テクニックは合理的に全ての実践領域で最大の効率を得るための手段の集合の総和である．それは社会の中で生き抜くための一般的で意図的な考え方である．テクニックは古い枠組みを根拠としているが，それは新しい自然環境（枠組み）をもたらすものになる．技術的秩序は拡大する効率性と合理性に支配されている．看護師は環境の中で実践を行い，テクニックが存在感を増す現実社会にいる．効率的な看護と医学のために，非合理的で自発的な行動に基づく医療実践が，偶然にも論理的方法を追加することが多い．

　第二に，合理性に基づくある種の技術的感覚が現れる．現在，テクニックに基づいて理解するための特別な技術はもはや必要とされなくなっている．電子血圧計，自動胎児監視装置，デジタル体温計などはあたりまえになっている．

　第三に，人間的，技術的，政治的，経済的なテクニックは，医療を提供するための基礎となる．生活様式や看護の実践方法として，体系的に作られ整備さ

れた関係が，テクニックを取り入れることを促進するだろう．

　第四に，テクニックによって生じた秩序や技術的現象を統合することによっ
てさらに体系的関係に発展することができ，批判されることのない，尊重され
るべき秩序となる．テクニックは，それ自身の複製以外に何も求めない．創造
され尊重されるべき秩序は，その効果と契約において畏敬の念を起こさせるよ
うな神秘的オーラを醸し出す．

　Ellul（1975）は，テクニックは，行動，場所，状況，物質，精神，超越，
手の届く範囲にあるすべてのものを取り込んだ総合的で詳細な地図であると論
じている．これらの条件の下，看護の専門性は，それ自体，テクニック以上の
ものではなくなってしまう危険性がある．

**最善の方法を示したマニュアル，ハンドブックなどによってテクニックが示さ
れない限り，看護はますます意味のないものとして認知される可能性がある．**

急進的な看護学

　では，看護師が技術力を求めて努力する時，テクニックに関して何ができる
のか？Moore（1998）は，機械のような思考や行動（テクニック開発）が，看
護師に新しい考え方をもたらしたことを指摘している．テクニックは，新たな
課題に取り組むことを要求し，医療や看護の実践を変化させる物質的，概念的，
技術的可能性のネットワークの中に我々を引き入れた．看護師は，問題に対す
る計画と立案のために，人間的，経済的，政治的問題についてすべての領域に
注意を払う義務がある．また，個別性のある全人的ケアを自由に提供すること
ができると信じている．テクニックへの取り組みは，すべての看護師に対して，
大きな努力を求める．この章では，テクニックにどのように取り組めばよいか
を提案した．しかし，これらの提案は，それぞれが直面する問題や挑戦の大き
さについて十分に重視しているとは言えない．

**テクニックから自由になるための最初の行動は，問題を適切に認識することで
ある．**

　第一に，看護師は，ガイドラインや体系，方策に沿って行動している．そのため，看護師の活動，意思決定，選択が自由にできないことを認識することである．

　第二に，看護師は，必要に応じて，看護師があらゆる人間の活動を管理しなければならないという考えを払拭する必要がある．看護師は，自分達の生活，職業に意味を与えるものは何か，看護師がケアを提供する各患者の希望やニーズは何かを真剣に考える必要がある．このことが理解できれば，看護師は，テクニックの重要性を分離して考えることができる．人間の経験を新たに尊重することや人間の生命の尊厳を発展させる必要がある．看護師は，なぜそのことを行うのか，選択の必要性と妥当性，提供したケアの適切性，さらに必要なことはないかをすべての段階で自発的に追求しなければならない．

　第三に，看護ケアを検討することに全力を注ぐ必要があり，施設や病院の必要性を明らかにするだけでなく，個人と家族のニーズのためのケアを誠実に決定することが重要である．

　最後に，看護師は，テクニックの影響に関して人と話し合う必要があり，組織や意思決定を行う者に影響を与える方法を模索しなければならない．

要約

　本章では，テクノロジーの哲学が，看護にとって重要な発展領域であることを明らかにし，テクノロジーの複雑な解釈について，現代の看護や医療の内容との関連を明確にするように概説した．看護師によって明確化する必要があるテクノロジーに関連した問題や，またテクノロジーと看護の哲学に関連した多くの重要分野があることを示した．

- ■　看護師は明白で洗練されたテクノロジーの分析を必要としている．個々の介入やテクノロジーに対して，十分に検討した重要な意見を考慮した分析である．例えば，非人間化やテクノロジーの進展に対する根拠の無い批判を受け入れるありふれた一般論による分析ではない．
- ■　テクノロジーの哲学は，私たちにテクノロジーや器具を使用した活動の

関係性よりも広い観点からテクノロジーについて検討するように促す．例えば，国によって医療サービスや看護実践における技術や科学の発展レベルは同一ではないにも関らず，技術の影響はますます大きくなっている．

□　発展途上国の看護の実践，管理，教育においてテクノロジーが普及することは何を意味するのか？

□　医療の供給や知識開発のために，現代の看護実践は何を学ぶべきか？

■　テクノロジーと看護の将来はどうなるのであろうか？

Ihde（1993）は，看護，医学，医療などの応用倫理学は哲学の統合において遅れていると指摘している．理論家と哲学者は，実践ですでに生じている変化と進展に対する調整と考察を求められている．Ihde（1993）は，良い支援は開発過程に含まれる哲学によって提供されると言及している．

テクノロジーに関連した専門的な発展は適切であるが，その進化は医療の介入と理解の両方を最適化することへの積極的な参加がなければならない．

この取り組みについては，社会と看護にとっては当たり前のことであり，Ellul（1997, p. 41）によって明確にされ，以下のように指摘されている．

人々は，純然たる知的作業は必要なものかと問うだろう．ある範疇では，「はい」と答えるだろう．何をやろうとしているかを知らずに，また，事前にコストを計算することなく，行動を起こし，知的なことを省きたいがゆえにどんな値段でもそれをすぐにやろうとする．そのことは，私にとってはかなり無駄に思える．それは，かなり理想郷（ユートピア）の技術による解決の特徴である．すなわち，ある者は知的方法を適応せず，すぐに行動する方法を探す．

看護とテクノロジーとの関連を探求し続ける必要があるのは，テクノロジーが有害ではなく，すばらしいものであるからである．それよりも他のものを除外し，間違った信頼を得ること，つまり，テクノロジーをやみくもに崇拝することが危険である．

　テクノロジーの進歩は，その質を保証するものではない．看護師は，特にテクニックに関連したテクノロジーに対して，堅実で急進的な両面性を受け入れる必要がある．

　看護と医療の将来への責任は，機械や装置の使用法を学ぶよりも重要である．Ihde（1993）は，実践家が理解したことや課題やジレンマに対処する方法を報告することで，テクノロジーの哲学が実践の変化につながることを明らかにした．しかし，Mitcham（1994）は，切迫した状況下で意思決定にどのようにテクノロジーの哲学が貢献できるのかは明らかでないとした．決断力の必要性と，必要に迫られた決断を混同してはならない．

　テクノロジーと看護に対する哲学的・理論的な解釈は，タイミングよく出現し，テクノロジーと看護の性質や範囲に関連した疑問や課題を洞察する機会を提供する（Barnard, 2002）．

　それが，看護のための特別な気づきを発展させ，テクノロジーを適切に利用しケアを改善するための道を開く．我々は，テクノロジー，テクニック，技術力，看護，人々の健康との関連を検討することによって，医療に対して深みのある貢献ができるだろう．

参考文献

Allan, J.D. & Hall, B.A. (1988). Challenging the focus on technology: a critique of the medical model in a changing healthcare system. *Advances in Nursing Science*, 10, 22-34.

Barnard, A. (1996). Technology and nursing: An anatomy of definition. *International Journal of Nursing Studies*, 33, 433-441.

Barnard, A. (1997). A critical review of the belief the technology is a neutral object and nurses are its master. *Journal of Advanced Nursing*, 26, 126-131.

Barnard, A. (1998). *Understanding technology in contemporary surgical nursing: A phenomenographic examination*. Unpublished doctoral thesis, The University of New England, Armidale, Australia.

Barnard, A. (1999). Nursing and the primacy of technological progress. *International*

Journal of Nursing Studies, 36, 435-442.

Barnard, A. (2000a). Alteration to will as an experience of technology and nursing. *Journal of Advanced Nursing*, 31(5), 1136-1144.

Barnard, A. (2000b). Technology and the Australian nursing experience. In J. Daly, S. Speedy & D. Jackson (Eds.), *Contexts of nursing: An introduction* (pp. 163-176). Sydney, Australia: Maclennan & Petty.

Barnard, A. (2002). Philosophy of technology and nursing. *Nursing Philosophy*, 3, 15-26.

Barnard, A. & Cushing, A. (2001). Technology and historical inquiry in nursing. In R. Locsin (Ed.), *Advancing Technology, Caring and Nursing* (pp. 12-21). Westport, CT: Auburn House.

Barnard, A. & Gerber, R. (1999). Understanding technology in contemporary surgical nursing: A phenomenographic examination. *Nursing Inquiry*, 6, 157-170.

Barnard, A. & Sandelowski, M. (2001). Technology and humane nursing care: (Ir) reconcilable or invented difference? *Journal of Advanced Nursing*, 34, 367-375.

Borgmann, A. (1984). *Technology and the character of contemporary life*. Chicago: Chicago University Press.

Cooper, M.C. (1993). The intersection of technology and care in the ICU. *Advances in Nursing Science*, 15(3), 23-32.

Dock, L., & Stewart, I. (1925). A short history of nursing. New York: Putman.

Donley, R. (1991). Spiritual dimensions of healthcare: Nursing mission. *Nursing & Healthcare*, 12, 178-183.

Ellul, J. (1964). *The technological society*. New York: Alfred A. Knopf.

Ellul, J. (1972). The Technological order. In C. Mitcham & R. Mackey (Eds.), *Philosophy and technology* (pp. 86-105). New York: The Free Press.

Ellul, J. (1975). *The new demons* (E.C. Hopkins, Trans.). New York: Seabury.

Ellul, J. (1980). *The technological system*. New York: Continuum.

Ellul, J. (1997). Needed: A new Karl Marx! In William B. Eerdmanns., *Sources and trajectories* (pp.29-48). Grand Rapids: MI

Fairman, J. (1996). Response to tools of the trade: Analysing technology as object in nursing. *Scholarly Inquiry for Nursing Practice: An International Journal*, 10, 17-21.

Fairman, J. & D'Antonio, P. (1999). Virtual power: Gendering the nurse technology relationship. *Nursing Inquiry*, 6, 178-186.

Fairman, J. & Lynaugh, J.E. (1998). *Critical care nursing: A history.* Philadelphia: The University of Pennsylvania Press.

Feenberg, A. (1999). *Questioning technology.* New York: Routledge.

Ferre, F. (1995). *Philosophy of technology.* London: The University of Georgia Press.

Harding, S. (1980). Value laden technologies and the politics of nursing. In S.F. Spicker & S. Gadow (Ed.), *Nursing: Images and ideals* (pp. 49-75). New York: Springer.

Hawthorne, D.L. & Yurkovich, N.J. (1995). Science, technology, caring and the professions: Are they compatible? *Journal of Advanced Nursing*, 21, 1087-1091.

Henderson, V. (1985). The essence of nursing in high technology. *Nursing Administration Quarterly*, 9(4), 1-9.

Ihde, D. (1993). *Philosophy of technology: an introduction.* Bloomington, IN: Indiana University Press.

Ihde, D. (1995). Philosophy of technology, 1975-1995. *Techne*, 1, 1-6.

Locsin, R. (1995). Machine technologies and caring in nursing. *Image: Journal of Nursing Scholarship*, 27(3), 201-203.

Locsin, R. (1998). Technologic competence as caring in critical care. *Holistic Nursing Practice*, 12, 50-56.

Locsin, R. (2001). *Advancing technology, Nursing and caring.* Westport, CT: Auburn House.

Lovekin, D. (1991). *Technique, discourse and consciousness: An introduction to the philosophy of Jacques Ellul.* Madison, NJ: Associated University Press.

Marck, P.B. (2000). Recovering ethics after 'technics:' Developing critical text on technology. *Nursing Ethics*, 7, 5-14.

McConnell, E.A. (1990). The impact of machines on the work of critical care nurses. *Critical Care Nursing Quarterly*, 12(4), 45-52.

Mitcham, C. (1994). Thinking through technology: The path between engineering and philosophy. Chicago: The University of Chicago Press.

Moore, R.C. (1998). Hegemony, agency, and dialectical tensions in Ellul's technological society. *Journal of Communication*, 48(3), 129-144.

Pacey, A. (1983). *The culture of technology.* Cambridge, MA: MIT Press.

Pacey, A. (1999). *Meaning in technology.* Cambridge, MA: The MIT Press.

Pelletier, D. (1989). Healthcare technology: Sharpening the definition and establishing aspects of the social context. *Australian Health Review*, 12(3), 56-64.

Postman, N. (1992). Technology: The surrender of culture to technology. New York: Alfred A. Knopf.

Purkis, M.E. (1999). Embracing technology: An exploration of the effects of writing nursing. *Nursing Inquiry*, 6, 147-156.

Ray, M.A. (1987). Technological caring: A new model in critical care. *Dimensions of Critical Care Nursing*, 6, 166-173.

Ray, M.A. (2001). Complex culture and technology: Toward a global caring communitarian ethics of nursing. In R. Locsin (Ed.), *Advancing technology, Caring, and Nursing* (pp. 41-52). Westport, CT: Auburn House.

Sandelowski, M. (1997). (Ir) reconcilable differences? The debate concerning nursing and technology. *Image: Journal of Nursing Scholarship*, 29(2), 169-174.

Sandelowski, M. (1998). Looking to care or caring to look? Technology and the rise of spectacular nursing. *Holistic Nursing Practice*, 12(4), 1-11.

Sandelowski, M. (1999a). Culture, conceptive technology, and nursing. *International Journal of Nursing Studies*, 36, 13-20.

Sandelowski, M. (1999b). Venous envy: The post-World War II debate over IV nursing. *Advances in Nursing Science*, 22(1), 52-62.

Sandelowski, M. (2000). *Devices and desires: Gender, technology and American nursing.* Chapel Hill, NC: The University of North Carolina.

Sandelowski, M. (2002). Visible humans, vanishing bodies, and virtual nursing: Complications of life, presence, place, and identity. *Advances in Nursing Science*, 24(3), 58-70.

Temple, K. (1980). The sociology of Jacques Ellul. *Research in Philosophy of Technology*, 3, 223-261.

Winner, L. (1977). *Autonomous technology*. Cambridge, MA: The MIT Press.

Winner, L. (1986). *The whale and the reactor*. Chicago: University of Chicago Press.

科学的知識は，言語がそうであるように，本質的にグループの共有財産であり，他の何ものでもない．このような知識を理解するためには，それを作り出して使用しているグループの特性を知る必要がある．

Thomas Kuhn（1962, p. 210）

第　3　章

トロイの木馬の中にあるもの：

テクノロジー，意識性，看護のメタパラダイム

By Marguerite J. Purnell

むかしの神話

　神々の結婚式の饗宴で，最も美しいと考えられた女神の Aphrodite は，スパルタ（ギリシア）の王 Menelaus の妻である Helen が，トロイの王子 Paris に恋をするように仕向けた．スパルタで，何も知らない無防備な Menelaus によって王室の客として Paris はもてなされた．Helen はすでに Menelaus と結婚していたので Paris は Menelaus の家を襲撃して，Helen を盗んでトロイへ連れて帰ってしまった．

　妻を奪われた Menelaus は激怒した．ギリシア全土の兵が武器を取り，トロイを包囲した．しかし，それから 10 年もの間，ギリシア人はトロイの城壁を壊すことができなかった．そんな時，利口で悪賢いことで有名な Odysseus は，芸術家の Epeius に大きな木馬を作って中をくり抜くよう指示した．Odysseus とギリシア戦士の勇士がその中に入り込み，その他のギリシア艦隊を出航させておいて，トロイの城壁の外で待っていた．

　トロイ人たちはその芸術的な作品に大喜びし，驚嘆した．二人の賢者の忠告を無視し，トロイ人たちはその贈り物の馬を城壁の中に引き入れ，ギリシア人に対する勝利を祝い始めた．夜になり，都市が寝静まった頃，Odysseus と戦士たちは馬から抜け出し，王を虐殺し，都市を焼き尽くしてしまった．つまり，トロイは策略によって征服されたのである．

神話の中の比喩

　比喩と寓話のこの物語には，実に奥深い真意と暗示が含まれている．贈り物の馬には，ほとんどの人が拒むことのできないようなエギゾチックな哲学，芸術，テクノロジーが統合されている．また秘密裏，不意打ち，そして不可逆性こそが，門の中で解き放たれたテクノロジーによる支配を象徴している．木馬の創作者の意図は達成されたのだ．トロイの木馬は，魅惑的な贈り物から冷酷な征服者へと形を変えたのである．

　めまぐるしく変化する現代の看護に求められるのは，間違いなく，専門職としての技術力を融合した看護実践である．生物医学技術の進歩による革新的な変化と共に，西洋医学は急成長している．看護師は，医学や医療技術と患者の

仲介者として，患者中心の看護を実践しながら，しなやかに両方の世界を行き来して，各々を結びつけなければならない．しかしながら，看護の中に導入されたテクノロジーと，日常生活のなかで体験するテクノロジーとの間の境界線は，たちまちあいまいになり，見分けることすら難しくなってきている．

テクノロジーは容易に自らの姿を変え，すさまじい速さで駆け抜けていく．言葉で説明され，定義されてもテクノロジーはすぐにその様相を変えてしまう．「次世代」テクノロジーの大きな変化に直面して，過去のものになった途端，すぐに使いものにならないようでは，すでに時代遅れで価値がない．

　テクノロジーの変化に遅れをとらないようにするためには，手順や原因とその結果，他に代え難い魅力，効用などの論議に留まらず，人間として，特に看護師としての存在の理解を深めるような，存在論と認識論に関する議論をしなければならない．

　高度な生物医学技術の出現に対処する上で看護学者を悩ませている問題は，テクノロジーの神話と現実と識別しようとした論文（Barnard, 1999; Cooper, 1993; Locsin, 1995; McConnell, 1998; Purnell, 1998; Ray, 1987; Sandelowski, 1997; Walters, 1995）の多さに現れている．相次いで発表された論文の中で，看護学者は，あくまで人間である看護師と非人間的テクノロジーとの関係について，批判的に検討することに焦点を置いており，必ずしも看護師と患者の関係について学識を深めることには焦点を当てていない．これまでにない看護師に対するテクノロジーの影響が，かつて研究の主目的であった患者と看護師の関係への影響よりも，看護研究として重要視されるようになったのである．もしも，看護師が生命工学と看護を受ける人との仲介者であるとするならば，看護と生命工学との関係についての研究は，十分に正当化されるべきである．

　しかし残念ながら，テクノロジーと看護師の関係については，看護の中に存在するもの，および看護を構成するものとして多くの人が理解できるような概念，すなわち看護のメタパラダイムに包括されるまでには至っていない．つまり，「看護師」も「テクノロジー」も，そして「看護師とテクノロジー」のいず

れも，一般的に認識される看護のパラダイムの中では，看護の専門領域の概念
として確立していないのである．

領域概念からの「看護師」の排除

領域概念の中から看護師が除外された理由は，看護の成り立ちと学問・職業と
しての歴史にそのルーツがある．

第二次世界大戦後の 1950 年代，学問としての看護の発展過程において，研
究者はより良い看護ケアの成果を上げること，そして看護ケアの提供において
いかに看護師と患者関係を良好に保つかということに注目していた．

看護師による貢献が社会から注目されない理由を考えてみると，社会的不公平
と女性の地位の低さという二つの問題があるが，それは主たる理由ではない．
むしろ，看護師自らが，自分たちが何者であり，人々の福祉のために看護師と
して独自の貢献ができることを重要視できていなかったからである．

看護の教科書の中には，1960 年代から 1970 年代にかけて看護師らが行った
研究が歴史的に記録されている．看護が学問であり専門職であるという主張を
正当化しようと努力し，1977 年に米国科学アカデミーに科学としての看護の存
在を示そうとしていた頃（Pressler & Fitzpatrick, 1988），看護には看護独自の
検証された研究方法論がなかった．そのため社会学などの他の専門領域から研
究方法論を取り入れなければならなかった（Azjen, 1985）．このような初期に
行われた看護師とその業務を定義する研究は，すさまじい勢いで，看護が患者
に与える成果に関する研究へと移行していった．看護研究の必要性が認識され
るようになってくると，患者に焦点を当てた研究が行われるようになり，それ
は多少なりとも政府から研究資金を得る手段になった．このようにして，看護
師が多額の研究助成金を得る力を持ち始めるのと並行して，患者に焦点をあて
た研究がより重要性を増していった．
　定期的に直面する看護師不足と，医療機関が経済的に看護師を満足させるこ

とができないことにより，看護師の新規雇用と確保がままならない状況が続き，そのことへの落胆が，看護師に関する研究助成金の増大に拍車をかけた（Purnell, Horner & Westman, 2001）．そして国，州，地域，個人などからの研究助成金は，看護師の新規雇用と確保のための研究へと向けられるようになった．

　しかし，政府や医療機関，看護教育機関や社会の注目が高まったにも関わらず，研究テーマとしての看護師は，メタパラダイムの中で「看護師」も「テクノロジー」も，そして「看護師とテクノロジー」のいずれも，看護職自身の中にワンパターンで排他的な反応を生むことになった．看護師と患者の関係に関する研究とともに，より多くの看護に関する知識が深まるにつれて，看護する個人としての健康と，看護される個人の健康の双方が尊重されるような，バランスの取れたアプローチが必要であることが認識されるようになっていった．

領域概念としてのテクノロジーは，新しいパラダイムとなり得るか？

　メタパラダイムの中にテクノロジーが含まれないのにはいろいろな理由がある．前述したように，看護師の存在意義やその明確な役割が認識されるようになったのには，歴史的背景があった．一方，テクノロジーについては，実質的にも，概念的にも，不確実で大きな変化を伴うものという認識しかない．19世紀から20世紀の社会では，一般的にテクノロジーは，巨大な機械，エンジン，大量の工具，そして職人技を必要としない作業員による大量生産という側面から認識されていた．より少ない時間，より少ない労力，より少ない人員での作業で，より多くを生み出すことができるテクノロジーは実に偉大なものであった．

　19世紀中頃になってコンピュータ時代へ移行するわけだか，これまで人類史上に例を見ない複雑なものへと進化していった．コンピュータの適合，形態，機能およびパワーは，巨大なものから離れ，マイクロテクノロジーやナノテクノロジーの普及へ向かって再度概念化されていった．もはや，大きければ大き

いほど良いとは言えない．この劇的な変化は，すべてここ数十年以内に起こっており，テクノロジーの真のパワーを 20 世紀の宇宙船に例えるならば，それは未だ眠った状態であっても，大気圏外の宇宙に送り出すことができるほどのパワーと言えよう．

　21 世紀には，その対極の状態として，1 メートルの 10 億分の 1 で測定されるナノテクノロジーの領域となり，100 ナノメートル未満（1 メートルの 10 億分の 100）のサイズまたはウイルスのサイズで器具が造られ，計測され，操作されるようになった．抗ウイルス剤や抗生物質を積載し，人間の組織に入り込んで再建することができるようなナノメートル単位の医療ロボットが，これから 20〜30 年以内には人間の内部空間に向かうことになるかもしれない（Weber, 2002）．

テクノロジーと看護を考える

　看護におけるテクノロジーの導入と受容を考える際には，「それは何か」「なぜそれが必要なのか」「それによってどうなるのか」を，人間としての自身の立場，また専門的学問領域の看護の視点から，そして看護実践への好影響の観点から真剣に検証することが，私たちの務めである．

　現代のテクノロジーは，人間としての存在そのものを含むすべての範囲において，もはや切り離せない存在となっており，人間の体内や生活の中に入り込んでいる．看護におけるテクノロジーに関するこの不可逆的現実の認識は，今日の多くの看護論文で述べられており，今後の看護の展望を語る際にも言及されるようになった．例えば The Honor Society of Nursing では，この学会の理念と綱領の中で，テクノロジーを次のように位置づけている．指導的な役割として，看護学・看護知識およびテクノロジーを用いて，世界の人々の健康を増進するために，人々を指導する看護師の世界的なコミュニティを構築するためにこの学会はある（Sigma Theta Tau International, 2003）．

　ここで，理論は看護パラダイムの理念に基づいているか，理論の概念上の定義がパラダイムにおいて理念と一致しているか，そして，看護師とテクノロジーの関係を中心とした現代の看護理論はメタパラダイムになぜ反映されないの

か，という疑問が生じる.

　この疑問に答えるために，私たちはさらなる疑問を持つことになる. テクノロジーは看護の重要な領域なのか？ もしそうであれば，それはどんなテクノロジーを目指すのか？

　これらの疑問に対する答えは，テクノロジーそのものの性質の中にあるのかもしれない. 医療業界では，医学的な指示の多い現代の看護の環境において，テクノロジーと生物医用工学は圧倒的な支配権を持つ. 看護のテクノロジーは，通常はコンピュータやモニタ，評価・診断用の機械として，その実体が認識されていることが多い.

　しかし，医療技術の進歩は，そのような概念が単なる入門レベルにすぎないことを示した. 特に生物医学技術は，外的環境のみならず，原始的なテクノロジーで挿入された装置（例えば 1960 年代の人工心臓のようなもの）の段階を超えて，人工的に作られた人の組織の高度な埋め込み術のような人体とテクノロジーの完全融合の段階まで進歩してきている. 人の腕や足の機能を回復させたり，正常化させたりするテクノロジーとして開発された義肢は，今日では，操作する際に神経を刺激して，義肢への刺激そのものが身体に融合されて，まるで体の一部であるかのような義肢として新たに概念化されている.

人は徐々に技術的な複製によって変わっていく存在なのかもしれない. 例えば，生体工学（電子設計への生物学的原理の応用）によってだけでなく，人の意志さえも真似た人工知能の出現によって，人間自体が変化していくのかもしれない.

　Williams（1997）は，サイボーグやポストヒューマン，トランスヒューマンは，もはや作家や映画製作者によって作り上げられた SF（空想科学小説）の産物ではなく，フライトシミュレーターや人間のペースメーカーを見てみると，その中に明らかに現在最高水準のテクノロジーが存在していると述べている. 彼は，サイボーグやトランスヒューマンを一連の継続した概念として位置付けている. 一端は人間としての有機体であり，もう一端は純粋な機械（ロボット）または人工知能装置であり，それは進化の過程では継続した概念であるという

主張に彼は賛同している．人間の生活にテクノロジーが導入されていくにつれ，一連の連続体の中にいる人間の位置は，ますます純粋な機械側へと近づくことになる．Williams（1997）の概念を考察しながら，「どの段階で，人間は機械とみなされるのか？」を考えることは妥当なことである．

　この提案は非常に唐突だと思われるかもしれないが，このテクノロジーに関する時間的変化の概念には看護に関する大きな意味あいがある．人間であるために重要な器官は，今日テクノロジーによって複製されるようになり，人の体の中に存在するようになった．「人間が人間でなくなるのはいつなのか？」という疑問が発生することは当然であろう．

テクノロジー機器の移植，生体との統合，そして臓器移植による臓器の入れ替えは，本当にその人の一部分になったのだろうか．

　いったい誰がその移行の程度を測定できるのだろうか．その人はテクノロジーを自身の一部として捉えるのか，あるいは自分の中の一部分にテクノロジーが存在していると捉えるのだろうか．そして，一つの完成形として感覚を持った人間としての完全性の概念は，どのように表現されるのだろうか．人の心の捉えどころのない概念は，あらゆる面からみても人の脳に起因するものである．ここまで進化した人類の文明をもってしても，生きている人間の脳の切断，除去，置換を成功させることは不可能であると考えられている．

城壁のまもり

　看護学以外の領域から借用した技術，理論，方法論が看護研究において用いられると，その専門領域独自の意味を持った用語が，看護師の考察や実践や研究結果の中に入り込んでくることになる．研究報告や他領域の理論を日常的に使用するうちに，看護学以外の見解と認識が，その看護師の看護哲学になってしまうことにもなりかねない．この現象の中では，例えば，研究結果を報告する際には，研究者が科学的一貫性を示すために，ツールまたは方法論について統一した領域専門用語（およびその意味するもの）を用いて報告しなければな

らないという状況が物語っている（Purnell, 2003）．Ellis（Algase & Whall, 1993）はその問題を明瞭に言い表していた．

　　たとえ看護実践の現象に関する研究であったとしても，実質的に別の専門分野の研究から構造を借用している看護学者は，その研究の成果物が看護学としての専門領域の範疇に入ると主張することはない．換言すれば，例えば看護社会学者は，看護学や社会学の両方において重要な概念である家族について，社会学的な知識を生み出すことがあるかもしれない．このような状況では，何が看護学的知識で何が社会学的知識なのか（もしくはどこが重複するのか）は，その知識が看護の目的をいかに果たし，いかに看護に恩恵をもたらすかに関する違いであり，かつ，看護学と社会学のそれぞれの価値観と方法論にどのくらい一致しているかという違いによる（p. 70）．

　看護におけるテクノロジーは，看護学としての専門領域の外で定義され，その構成要素が理解される．このようなジレンマは，例えば他の専門分野から「借用している」行動主義の理論（例えば，1980年のAzjenとFishbeinの推論行為のような理論）を，看護の専門分野に取り入れた還元主義的な哲学の中に垣間見ることができる．
　行動主義は，精神的な現象を理解するためには，行動が基本となるという信念に基づいた原理の結合として理解することができる．行動主義のさまざまな知見は，行動主義理論に基づき，今日の看護理論や研究手法にさまざまな形で取り入れられている．しかし，その根底にある哲学は行動主義であり，本質的な部分で看護や看護が意図する哲学とは正反対のものかもしれない．

看護の中の意識性

意識性とは，人間が自分自身，自分をとりまく環境，そして宇宙における愛情深い関係の中で，自分たちの命の意味を評価し，価値を理解し，生き抜くことの意味をもたらす，人間にとって基本的な原動力である（Purnell, 2003）．

　また，意識性とは，微妙な組織化の影響，エネルギー，次元をまとめている

ものでもある．

　看護において意識性とは，看護の具現化のために無意識なものから意識的なものへと変わっていく活動基盤を意味する．看護実践においては，看護の中の意識こそが，深い愛情を満たし，そして形を変えていく．看護の意識は，慈善と社会的利益のために存在し，看護の哲学の中に表現されている（Purnell, 2003）．「看護学者は，まずは一人の看護師として，看護実践は社会貢献を目的とした善行と慈善であることについて理解しなければならない」と，Ellis は簡潔に述べている（Algase & Whall, 1993）．

　存在論と認識論の進歩と変化は，学問としての独自性と密接に関係があり，学問としての意識性の中心に位置している（Purnell, 2003）．学問の中の意識は，最終的にはメタパラダイムを問題視することに繋がるような新しいアイデアの導入と発展とともに認識されていく．認識された知見は，より広く受け入れられ，じっくりと試され，検証されるにつれて，新たに知見を取り入れたいとする意識性をもった学問のエネルギーとなり，ますます複雑化していく．

　学問としての洞察力をもって得られた評価と賛同は，その知識を一般的に認められる知識へと変え，いずれ人間および学問としての基礎知識へと融合されていく．すなわちメタパラダイムとは，このような看護の意識性を一般的な表現として理解することなのかもしれない．しかし，一つの学問領域としての専門職として，看護は看護哲学と完全には一致しない他の専門分野から得られた知識を，適用したり活用したりすることもあったのである（Kikuchi & Simmons, 1992; Polifroni & Packard, 1993）．

領域概念としてのテクノロジーとは？

　生物医学技術の受け手としての人間は，テクノロジーによって部分的に還元されてしまうのか？このテクノロジーとしての一部分は，人間の本質としての全人性を尊ぶ看護哲学との間に矛盾をもたらすのか？このような議論によって，還元主義的な世界観がすでに強く印象付けられており，テクノロジーの哲学に後押しされる形で，看護の中にそのような人間の世界観が追加されたと考えられる．

　このような状況は両刃の剣である．一方は，生命工学の性質および本質に鑑みて，テクノロジーは看護における領域概念には含まれないとする主張である．看護に発端があるものでもなければ，看護哲学を表現するものでもない．それは看護独自の技術ではないからである．もう一方は，生命工学が人間に融合された時，それは人としての，またはテクノロジーと人との関係としての，領域概念に成り得るという主張である．しかしながら，本当にテクノロジーは看護の視点から見たとき，人間の一面とみなしてよいのだろうか．同様に，還元主義的な視点から見たとき，人間の一部や一つの単位とみなしてよいのだろうか？

テクノロジーか人間学か？

　Gadow（1984）は，コンピュータや階層構造のような対象物にはそれぞれ生命があることを観察している．「この点において，これらは根本的に異なった考え方であり，人の生命の一部に取り込まれることに彼らは抵抗している」と彼女は断言している（p. 64）．つまりこれらは，人の生命の一部になることに単に抵抗するだけでなく，独立して認識されようとする目に見えぬ力が働いている．例えば，大手のコンピュータメーカーは，テクノロジーの観点から人のニーズに応じる科学を"人間学"と呼び，マーケティングに活用している（Hewlett Packard, 2003）．現在のテクノロジーには，人間そのものが持つ人を引き付ける強い個性と相まって人間の代弁者としての役割が付与され，またテクノロジーの役割と視点の逆転によって，生物医学技術に内在している還元主義の哲学が特別な力を得たようにも見える．

　医用工学の役割を考える際に，Williams（1997）は相互関係のある三つの視点から考察することを推奨している．最初に考慮すべき視点は，医用工学が人間をどの程度変容させるか，あるいは不確実性を増大させるかである．第二の視点は，テクノロジーが大きく進歩した時代において，サイボーグに象徴されるようにテクノロジーが人間の体の一部になるという概念である．最後に，より広範囲な三つ目の視点として，革新的な未来の医学と医療産業の現状との間にある矛盾である．Williamsは，現在の医用工学の進歩は，合理的な制御と本

質的支配，すなわち人間の支配に焦点をあてたモダニズム（近代主義）の継承を意味すると述べている．

看護に対するテクノロジーの影響には著しいものがあり，テクノロジーによって改良，再編成，再構築されながら，単なる臨床での診療上の問題から人間の哲学的考察にまで深く関わるようになった．

どのくらい，人はテクノロジーによって「技術化」され巧妙にコントロールされるのか？いつ，人は人でなくなるのか？人間の体の一部となったテクノロジーの概念は，どのように看護の領域，つまり，看護される人のパラダイム概念に統合されるのか？すなわち，テクノロジーは人間と考えてよいのか？看護されている人の視点はどうなのか？その人は果たしてテクノロジーそのものを自分自身として捉えているのか？

テクノロジーはどのように人間全体に影響を及ぼすのか？テクノロジーは人を「全体」にするのか，「全体」以上にするのか，それとも「全体」未満にするのか？テクノロジーを考慮しなければならない時，全人的とは何を意味する概念なのか？

テクノロジーと人間の統合について考察するときに湧き出るこのような様々な疑問点に答えるには，現在と未来の境界を越えて，看護において意識的に使用されている考え，直感，検討，行動，内省などの基本的な看護の価値観に目を向けることが重要である．

意識性と還元主義

テクノロジーの関与は実に奥深い．それは，人間やその環境に参入・融合するテクノロジーをデザインし，製作し，構築する医用工学者や技術者の根底にある意識に大きく影響する．還元主義的な哲学を根拠として考えるのであれば，医学におけるテクノロジー領域の境界は，もはや単なる人とテクノロジーの接点ではなく，リスクや一般化，道徳的また法的問題としての側面からも考えな

ければならない．例えば，もし移植を受けた人が代金を支払わなかったら，移植された部位を所有するのは誰になるのだろうか？その人が亡くなった時には，移植された部分はだれが相続するのだろうか？その部分は，本人の意志に関わらず本人から切り離されてもよいのだろうか？

　これらの議論からも分かるように，人とテクノロジーの境界はすでに定義できない状態にある．これらの視点を総合的に考えると，テクノロジーは，人の概念の中のメタパラダイムに組み込まれるか，あるいは下位の概念として別に位置づけるか，そのいずれであっても納得できる．

　しかし，テクノロジーは人の一部分であって人間ではないという見解からすれば，医用工学も，人の外部環境に存在する他のテクノロジーと同様に，外部環境の中に含めるべきなのか？あるいは，人と環境とは，テクノロジーを使用する環境の中で，もっと密接な関係にあるのか？この一見極端に見える議論は，テクノロジーと人との間に境界線を引く必要性を強調している．しかし，いったいどこに引けばいいのか？

看護と全体論

　看護における全体論は，看護独自の考え方である（Hayes, 1992）．全体像としての人に対する関心の高さは，看護において，理論や研究，実践に取り入れられた看護哲学のなかに明確に表現されている．全体論は，おのおの独立していても，統合された全体像は部分の和よりも大きいという概念である（Dossey, 1988）．

全体論の考えでは，人間は統合体として理解されており，全体は部分の和よりも大きな存在であり，単純化できないものである．

　人の一つの側面に作用して影響を及ぼすものは，独自な方法で人全体に影響を与える．社会と看護の関係を示す枠組みとして看護の社会政策綱領があり，その中で「人は心・体・魂の本質的な一体性を示している」と述べている（American Nurses Association, 1995, p. 3）．

　概念としての全体論は，1926 年に Jan Christian Smuts によって最初に提唱された．生物学と哲学に対して強い興味を持っていた南アフリカの公務員 Smuts は，有機体を研究する分析方法に不満であった．彼は，身体の部位（例えば細胞または器官）を部分的に研究する還元方法論が，有機体全体の基本的な調和と，変動している環境の中で有機体自身が維持することができる総合的な能力について十分に説明できていないと感じていた（Blattner, 1981）．Smuts はこの組織化の継続的なプロセスを「全体論」と名づけた．

　看護において，全体論はさまざまな理解がなされているが，すべての理解に共通しているのは，全人という考え方と，例えば「心・体・魂」や「外的環境－内的環境」のような相互関係にある概念を含んでいるという点である．全体論は個人の中で，または人間同士，または外部環境や宇宙との関係の中で，相互に作用している人間の中の調和したバランスを意味する概念である．主流となっている概念が全体論の考え方とは異なっていたころ，このような概念が人間を部品の単なる結合体，または集合体と考える還元主義の原理に反対する点で一致していた．看護のメタパラダイムの中でのテクノロジーの位置づけを概念的に説明するために，いくつかの看護の領域概念を以下に示す．

メタパラダイムの中のテクノロジーの位置づけ

看護の領域

　すべての学問は，理論と実際との間に明確な境界をもった独自の知識領域を中心に形成されている．この知識の領域こそが，「その学問の核心」である（Meleis, 1997, p. 102）．理論的な境界は，その専門領域の学問分野が注目しているその時の関心事と疑問によって出来上がる．実際的な境界線は，研究の現状がこれらの疑問をどれだけ解決しているかを意味する．例えば，現象学が概念化され解釈される際にさまざまな疑問に答えていかなければならないように，領域の解釈の方法はとても変化しやすい．いくつかの学問の関心が別の学問の関心と重複することもあるが，関心の程度と重要度の認識により，所属する領域が決定されるのである．

パラダイム

　パラダイムとは，複雑な現象を象徴的な現象によって図式化した方法で，一連の関係を説明しようとする認識論の体系である．しかし，これはただ単に，パラダイムの解説者の考えた成果物にすぎず，過去にどうであったかを伝えるが，将来どうなるかを断言することはできなかった（Grumet, 1990）.

　パラダイムの概念を一般化した Kuhn（1962）は，彼の偉業の後期に，「パラダイム」という用語がいくつかの異なった意味で使われていたことを明らかにした．パラダイムは科学界の科学者によって共有される信念，価値感および技術の全体像を表す一方で，この用語自体が全体像の中の一つの要素にも相当していた．しかし彼はパラダイムという言葉に，より具体的な意味を持たせた（Kuhn, 1977b）. この中で Kuhn は，パラダイムの言葉と概念の両方の意味を，より正確に伝えることができたと感じていた.

メタパラダイム

　1970 年に Masterman によって提唱されたメタパラダイムは，「学問分野のマトリックス（要素が集まって一つのシステムを形成してくるときの環境や状況）であり，その状況を意味する形体上の説明にすぎない」（Rawnsley, 1996, p. 106）. メタパラダイムやそれを構成する信念の集合体は，専門分野に対する興味とその現象の周りにある相互関係の枠組みを示すものであり，すでに国際的な提言がなされている．これらの概念構造には専門領域の学問としての主たる哲学的世界観があり，領域境界を定めている．Rawnsley（1996）は，メタパラダイムの考え方が看護の論文に散見されるようになったのは，看護が科学として新しい地位の確立を目指している頃であったと述べている.

中核となる領域概念に関する認識

　現代の看護論文では，看護師－患者の二者関係，看護師－患者の相互関係，ケアリングの現象などについて，領域概念が記述されている．しかしながら，

一般的に受け入れられている人（クライアント），環境，健康および看護からなる看護知識のメタパラダイムの概念（Fawcett, 1998; Monti & Tingen, 1999）の中では，看護師，テクノロジー，およびケアリングの概念はあきらかに欠如している．この独特なパラダイムは，多くの看護学者によって批判されているにも関わらず（Kim, 1987; Leininger, 1991; Newman, Sime & Corcoran-Perry, 1992; Watson, 1990），批判に応える努力がなされないまま何十年もの間，看護教育の現場で学生に指導されてきた．

　中核となる領域概念のいくつかは，看護の領域としての優越性を争うことになる（Conway, 1985）．Fawcett の概念の中で，人は看護の受け手であり，一人の人としてだけでなく，家族や地域や他の集団まで及ぶ存在である．重要な点として，Fawcett の概念では，「看護師」について，看護を成立させる要素としての人とも，作り出す人とも定義していない．「環境」は，社会全体であると同時に，その中で他者と看護実践が行われる物理的環境を意味する．人間の健全性を示す「健康」は，高水準の健康レベルから末期の病気のレベルまで多岐にわたる．「看護」は看護される人の代行を行う看護師による行動，そして，それらの行動のゴールや結果を意味している．Fawcett は後にこれらの概念を，四つの関係性に関する提案とともに，看護のメタパラダイムとして紹介した．

　前書きの中で Fawcett（1996）は，あらゆる学問のメタパラダイムにとっての四つの要件を特定した．第一に，メタパラダイムは研究と実践の対象となるその学問固有の領域を特定しなければならない．第二に，メタパラダイムは貪欲に専門領域のすべての現象を網羅していなくてはならない．第三に，メタパラダイムは「中立的な認識」でなければならない（p. 94）．そして第四に，メタパラダイムは，特定の国家や文化，民族の信念や価値観に影響を受けることなく，その範囲や本質は国際的に通用するものでなければならない．Fawcett は，これらの四つの基準がメタパラダイムの概念や提唱を評価する際に有用であると主張している．

　看護におけるこれらの概念の運用は，以下のような相互関係へとつながっていると述べている．

　「人」と「健康」の関連性については，病気であれ，健康であれ，人間の生活過程，幸福，および最適な幸福を管理する原理と法則に関係している．

　「人」と「環境」の関連性については，看護の専門領域が日常生活の出来事や危機的な生活環境の中で生きている人に関係している．

　「健康」と「看護」の関連性については，看護の提供が人の健康を増進・改善することができる．

　「全人性」と「人の健康」の関連性については，看護師と環境との間の相互作用を説明する．

　「人」「環境」「健康」の関連性は，いずれもが環境との密接な関わりを示している．

　このような現象は標準化されておらず，専門領域のなかで一般的な合意を得られていないことは明白である．Cody（1996）は，Fawcett の見解から除外されるものとして，ケアリングに焦点を当てた看護理論，看護の受け手ではない人の概念，低レベルから高レベルまでの一連する健康状態の一部とは考えられない健康状態の概念，伝統的な看護過程とはかけ離れた看護の概念などがあると述べている（p.98）．人としての看護師は，全く概念化されておらず，看護活動のあいまいな実践者として存在している．

　Meleis（1997）は，領域概念として異なるものを提示している．Meleis によると，看護領域の中心的な構成要素は，（a）その領域の主たる概念と問題点，（b）アセスメント，診断，介入のプロセス，（c）アセスメント，診断，介入のためのツール，そして（d）看護学の知識にもっとも適合した研究デザインや方法論である．特に，Meleis は看護領域の理論的な境界が，これら中心的な構成要素のうちのはじめの三つが影響した結果であることに着目している．

　また Meleis は，七つの中心的でダイナミックな概念が看護の知識の領域を構成する，と主張した．

　「看護師は，健康または病気の状況にある人（*nursing client*）と交流し（*interaction*），その人の社会文化背景（*environment*）を尊重し，また，その人が何らかの変わり目の時期（*transition*）にないか，あるいは今後その可能性はないかを予測する．そして，看護師と患者の相互作用は，看護過程，問題解決，全人的評価，ケアリング行為（*nursing process, problem solving, holistic assessment, or caring actions*）などの何らかの目的があって発生するものであり，看護師は何らかの行動（*nursing therapeutics*）をとって

健康（*health*）を強化し，助長する（p.106）.」

　Meleis は，最終的な到達目標が健康と福祉の維持，促進，増進に関するものである時には，これらのうちのいずれの概念に基づいて発展した理論であっても，それは看護理論である，と主張している.
　Meleis（1997）と Conway（1985）は，類語を反復することを理由に，領域概念として「看護」を含むことに異議を唱えている.

同時に概念の一つに含まれる時は，看護はその概念により定義することはできない（Reed，1996）.

　一方，ケアリングはいくつかの領域概念に含まれている（Boykin & Schoenhofer, 2001; Leininger, 1991; Morse et al., 1990）. 特定の考え方に関係しているという理由で，ケアリングは領域概念として通用している（Meleis, 1997）. Malinski が主張しているように，すべての文化においてケアリングの存在が一般的されることから，ケアリングが一つの概念であることを正当化することができるかもしれない.

公益を評価し，重んじる

　先の例は，看護学者によって定義されてきた領域が，いかに複雑な価値と評価に基づいているかを示している.

異なる認識に基づいているために概念化が難しいという点はあるが，いずれにせよ，最良の方法で看護を通じて公益を生み出すことを可能にすることが共通する哲学である. また，この中で看護と公益はしっかり概念化されている.

　看護の領域を表すパラダイムの概念は，たとえどんなに多様であろうとも，専門領域の意識性により統一されることで，公益のために看護するという目標を示すことができる. Ellis（Algase & Whall, 1993）は，「まずは看護師，そ

して看護実践は，社会貢献のためにあることを，看護学者として理解していなければならない」と簡潔に述べている（p. 69）.

看護哲学の構成概念ではないものによる強制

　看護のメタパラダイムが理論と研究と実践における看護哲学の構成概念に言及する限り，実質的に看護論と看護研究方法論ではないものを使用することは，看護の成果を導くことには繋がらない．1980 年代と 1990 年代のエレクトロニクス時代の到来は，現代において認識されているような専門領域としての起源の識別を困難にした．情報は，学問の領域では概念的な境界を越えて，地理的な現実の境界線も越えて急速に共有されるようになった．看護学者は，他の専門領域の研究者と共同研究を行いその研究成果を，複数の関連する専門領域の場で，その論文を共同で公表していった．このとき看護学者たちは，看護の論文を除き，専門職としての看護師の資格が公表されることがなかったため，新たな知識の開拓者として認識されることはなかった．

　いくつかの理論が看護研究にとって理想的に見えるかもしれないが，用いられている言語，研究および結果は，根底にある還元主義的な哲学の方へしばしば偏る傾向がある．既存のすぐに活用できる理論とツールは看護にとって非常に魅力的であるが，検証された理論とツールのほうが結局は問題のない適用，ひいては頻繁な使用に繋がることになる．頻繁に看護以外の学問分野の研究方法論や研究用のツールを長期間使用していると，間違った安心感を提供しかねない．ツールが再設計されるか，全人的アプローチの原理を取り入れた看護の立場を受け入れることに改めて注目しない限り，偏った研究の結果が看護の認識論と存在論に影響を及ぼすことになってしまう．つまり看護の特徴的な基礎知識が十分に検証されなければ，看護の独自性（つまり看護の存在論）は希薄になるか，失われてしまう．

　生物医学技術とその還元主義的な哲学をそのまま看護に採用すると，他領域でもともと発展してきた理論と研究手法の範囲を超えてしまう．テクノロジーの看護への影響の恐ろしさは，理論となる以前の思想を微妙に曲げて強制してしまう点にある．

一方，内的に取り込まれた，または外的な看護のテクノロジーは，看護の実践場面に不可欠なものであり，ここからすべての看護知識が発生する重要な概念となる（Boykin & Schoenhofer, 2001）．

この看護知識は，看護理論，研究，実践と教育を導くための，領域概念である．たとえテクノロジーが認知された領域概念ではないと分かったとしても，テクノロジーや，看護とケアリングに関連した理論と研究の発展が妨げられることはない．実際にこれらの概念は，直接的に現代の看護実践に影響を与えている．領域概念としての指針もなく，公的研究助成金を獲得することもない状態で，看護理論と看護研究は続いてきた．これにより，研究資金の不足と同時に，複雑で哲学的に分かりにくい概念の研究をしなければならないという，大きな障壁を残すことになった．看護テクノロジーの認識不足は，看護師の役割や医用工学を媒介し，統合し，見えなくすることで，全人的なアプローチで人を育むという看護の「付加価値」の本質を暗黙のうちに軽んじていると解釈できる（Boykin & Schoenhofer, 1997）．

看護の中のテクノロジーか，それとも看護テクノロジーか？

ここまでは，医学にその起源があり，看護現場で使用されている生物医学的テクノロジーを見てきた．それでは，次に看護テクノロジーとは何なのかを考えてみよう．看護独自で，看護によってデザインされ，構築されたテクノロジーがあるだろうか？

Ellis（Pressler & Fitzpatrick, 1988）は，看護における疑問点は四種類の看護知識に分類されると述べている．それは，科学的な看護知識，歴史的な看護知識，哲学的な看護知識，そして看護テクノロジーである．Ellis は，看護テクノロジーを看護学的知識の主流に位置付けて説明し，看護テクノロジーを「看護の理論と実践で用いられるテクノロジー」と定義している（Pressler & Fitzpatrick, 1988, p. 29）．看護テクノロジーは，治療的で相手があるテクノロ

ジーであり，同時に看護ケアの提供の手順を見つけだすことであり，時には患者教育の際に用いられる教育的なテクニックを意味すると説明している．彼女は，看護テクノロジーに関連する研究を「看護実践のアート性を追求するうえで重要である」と考えた（Pressler & Fitzpatrick, 1988, p. 29）．看護において使用されるバイオテクノロジー（生命工学）の例はたくさん示されているのだが，残念ながら看護テクノロジーの例を見つけることはできなかった．

看護テクノロジーとしてのバイオテクノロジー？

バイオテクノロジーが看護テクノロジーとなる可能性を評価するためには，そのテクノロジーの哲学的な起源を慎重に検討しなければならない．看護師は，全体論の見地から看護を受ける人を養育する技術をデザインし，作り上げてきたか？そのテクノロジーは患者を全人的にみているか？そのテクノロジーの性質は，看護の実践において人間性を確立する手助けをするようなものであるか？看護師と患者の両方がその意図を認識しているか？Boykin と Schoenhofer（1997）は以下のように述べている．

　人を人として認め，ケアリングを必要とする人としての人，その瞬間に存在する全人としての人の重要性に基づいた看護実践は，人という概念の中で，結果の出せるケアにつながり，ケアされているという経験へと広がっていく．ケアの結果として経験されることは，次のような人間性の特徴を有する．それは，統一（一貫性をもって，全体的に，創造的進化をとげるものである），自己の創造的展開，そして，意識と願望と目的を融合させた意図である（p.61）．

このように，看護の独自性と本質は，看護する人と看護される人によって分かち合ったケアリングの中に独自に存在している．定義上，医用工学は人をケアリングすることには貢献しない．看護師の意識性は，人にとって良いことをすることであり（Algase & Whall, 1993; Purnell, 2003），その人を全人的に育むことである（Boykin & Schoenhofer, 2001）．
Locsin（2001）は，ケアリングとしての技術力が，看護師・テクノロジー・

患者の間にある緊張を和らげる効果があることに注目した．Locsin は，看護師はテクノロジーに対して技術的に有能であることを要求されているので，全体像で人を理解したいという看護師の本来の意識がしばしば低い評価を受けることを指摘している．患者にきちんと対応する一方で，看護師はテクノロジーに熟達しているよう要求される．Locsin は「そのような独自性と意図は，テクノロジーの専門知識を持つことを要求された看護師が，患者を一つの対象物（モノ）としてではなく，全人的な人間として受け入れたときに発揮する」と断言している（p.93）．

Locsin（2001）は，看護において意識性が果たす役割の重要性と，戦略的に看護の領域を識別することの重要性を強調し，次のように述べている．

> 看護に基づいていない認識から習得された技術力は，看護師にとっては全く価値のないものである．単に，技術的に有能なことは，看護ではない．ケアリングの中で，成長していく患者を全人的に理解しようとする意識を持ったうえで，うまくテクノロジーが運用される状況においてはじめて看護は生まれる（Boykin & Schoenhofer, 1993）．このような看護の視点から考察するとき，ケアリングの表現の一つとしての技術力は間違いなく看護である（p.94）．

この例もまた，意識性の役割を強調している．これは，Benner と Wrubel（1989）が述べているように，熟練した看護師がもつ意識性の前段階にある無意識の状態を示すものであり，看護実践のガイドラインとして役立てられる．これは非常に意味深く，目的意識のある行動と言える．特に，技術力とは，複雑に意識して考え込むことなくスムーズに機能できる能力のことである．つまり，テクノロジーを「見えないもの」にしてしまう能力である．

要約

本章では，看護におけるテクノロジー，ケアリング，意識性は，互いに絡み合っており，別々の概念として分析することはできないことを述べた．すべての概念が看護においては同時に経験されており，相互に関係性があるという現

実は，これらの概念の複雑さを物語っており，同時に，中枢をなす概念に相互に作用する領域を明確化する必要性を表している．今日では挑戦的な問題であっても，明日になれば，当たり前のことになるかもしれない．特にテクノロジー関連の領域ではそうである．

　相互関係のある領域概念としてテクノロジーを考えてみると，看護師とケアリングがその回答と密接に関係していることが分かる．学際的な議論をする際には，テクノロジーを単なる物質（モノ），技術，バーチャルテクノロジーや情報テクノロジーの枠から外し，人間とテクノロジーの競争の状態をも超越していなければならない．看護実践，テクノロジー，研究における認識論的考察は，私たちを看護の存在論へと導き，それがいかに個人の意識的な価値観や賞賛に左右され，看護哲学の中に入り込んで，人道的なケアリングを説明するのかという考察へとつながった．結局，答えは次に述べる私たちの最後の疑問の中にあるのかもしれない．人を全人的にみてケアしようとする意図は，テクノロジーの還元主義的な性質を越えて，看護という治療的なケアを提供する関係を，その専門領域として一つにまとめることができるだろうか？もしできるならば，比喩のトロイの木馬は，私たちにとってはもはや無害化されたことになる．

過去からの学習－神話に戻る

次のような神話を想像して欲しい

　日が暮れたころ，街の中心には，人々が得意げに招き入れた巨大な馬が立っていた．「我々の新しい財産を見てくれ」，「世界中の人々が我々を羨むだろう」と彼らは叫んでいた．そして，彼らは何度も立ちどまり，いろいろ考えては，木馬の他の用途について相談していた．「城壁の外側を監視したり，近隣の人と情報交換するために使うことができる」と，一人が言った．別の者は，「我々はそれを使って敵を征服することができるかもしれない」と言った．さらに別の者が，「これを永遠に存続させ，我々の子どもたちを守るために，磨いて保管しよう！」と叫んだ．しかし，すべての街の住人がだまされたわけではなかった．月明りをたよりに，彼らはじりじりと贈り物の馬に這い上がって待っていた．

すると，馬の腹部が開き，外国の兵士が溢れ出してきた．そのとき叫び声をあげながら，町の住民は侵入者に襲いかかって侵略者を打ち負かした．もはやこの街への脅威は何もなくなったのである．

参考文献

Azjen, I. (1985). From intention to actions: A theory of planned behavior. In J. Kuhl & J. Beckmann (Eds.), *Action control: From cognition to behavior* (pp. 11-39). Berlin, Germany: Springer Verlag.

Ajzen, I. (1991). The theory of planned behavior. *Organizational Behavior and Human Decision Processes*, 50, 179-211.

Ajzen, I. & Fishbein, M. (1980). *Understanding attitudes and predicting social behavior.* Englewood Cliffs, NJ: Prentice-Hall.

Algase, D.L. & Whall, A.F. (1993). Rosemary Ellis' views on the substantive structure of nursing. *Image: Journal of Nursing Scholarship*, 25(1), 69-72.

American Nurses Association. (1995). *Nursing's social policy statement.* Washington, DC: Author.

Barnard, A. (1999). Nursing and the primacy of technological progress. *International Journal of Nursing Studies*, 36, 435-442.

Benner, P. & Wrubel, J. (1989). *The primacy of caring: Stress and coping in health and illness.* Menlo Park, CA: Addison-Wesley.

Blattner, B. (1981). *Holistic nursing.* Englewood Cliffs, NJ: Prentice-Hall.

Boykin, A. & Schoenhofer, S.O. (1997). Reframing outcomes: Enhancing personhood. *Advanced Nursing Practice*, 3(1), 60-65.

Boykin, A. & Schoenhofer, S.O. (2001). *Nursing as caring: A model for transforming practice (2nd ed.).* New York: Jones & Bartlett, National League for Nursing Press.

Cody, W.K. (1996). On the requirements for a metaparadigm: An invitation to dialogue. Response. *Nursing Science Quarterly,* 9(3), 97-99.

Conway, M.E. (1985). Toward greater specificity in defining nursing's metaparadigm. *Advances in Nursing Science,* 7(4), 73-81.

Cooper, M.C. (1993). The intersection of technology and care in the ICU. *Advances in Nursing Science,* 15, 23-32.

Dossey, B.M., Keegan, L., Guzzetta, C.E., & Kolkmeier, L.G. (1988). Holistic nursing: *A handbook for practice.* Rockville, MD: Aspen.

Ellis, R. (1983). Philosophic inquiry. In H.H. Werley & J.J. Fitzpatrick (Eds.), *Annual review of nursing research* (Vol. 1; pp. 211-228). New York: Springer.

Fawcett, J. (1996). On the requirements for a metaparadigm: An invitation to dialogue. Commentary. *Nursing Science Quarterly*, 9(3), 94-97.

Gadow, S. (1984). Touch and technology: Two paradigms of patient care. *Journal of Religion and Health*, 23(1), 63-69.

Hewlett Packard. (2003). HP Website. Retrieved September 12, 2003, from http://www.hp.com.

Kikuchi, J.R., & Simmons, H. (1992). *Philosophic inquiry in nursing.* Thousand Oaks, CA: Sage.

Kim, H.S. (1987). Structuring the nursing knowledge system: A typology of four domains. *Scholarly Inquiry for Nursing Practice*, 1, 99-110.

Kuhn, T.S. (1962). The structure of scientific revolutions (3rd ed.). Chicago: University of Chicago Press.

Kuhn, T.S. (1977a). Second thoughts on paradigms. In F. Suppe (Ed.), *The structure of scientific theories (2nd ed.)*, pp. 459-517. Urbana, IL: University of Illinois Press.

Kuhn, T.S. (1977b). *The essential tension.* Chicago, IL: University of Chicago Press.

Leininger, M.M. (1991). The theory of culture care diversity and universality. In M.M. Leininger (Ed.), *Culture care diversity and universality: A theory of nursing.* New York: National League for Nursing.

Locsin, R.C. (1995). Machine technologies and caring in nursing. *Image: Journal of Nursing Scholarship*, 27(3), 201-203.

Locsin, R.C. (2001). *Advancing technology, caring, and nursing.* Westport, CT:

Auburn House.

Malinski, V.M. (1996). On the requirements for a metaparadigm: An invitation to dialogue. Response. *Nursing Science Quarterly,* 9(3), 100-102.

McConnell, E.A. (1998). The coalescence of technology and humanism in nursing practice: It just doesn't happen and it doesn't come easily. *Holistic Nursing Practice,* 12, 23-30.

Meleis, A.I. (1997). *Theoretical nursing: Development and progress (3rd ed.).* Philadelphia: Lippincott-Raven.

Monti, E.J. & Tingen, M.S. (1999). Multiple paradigms of nursing science. *Advances in Nursing Science,* 21(4), 64-80.

Morse, J.M., Solberg, S.M., Neander, W.L., Bottorff, J.L., & Johnson, J.L. (1990). Concepts of caring and caring as a concept. *Advances in Nursing Science,* 13(1), 1-14.

Newman, M.A., Sime, A.M., & Corcoran-Perry, S.A. (1991). The focus of the discipline of nursing. *Advances in Nursing Science,* 14(1), 1-6.

Phenix, P.H. (1964). *Realms of meaning.* New York: McGraw Hill.

Polifroni, E.C., & Packard, S. (1993). Psychological determinism and the evolving nursing paradigm. *Nursing Science Quarterly,* 6(2), 63-68.

Pressler, J.L., & Fitzpatrick, J.J. (1988). Contributions of Rosemary Ellis to knowledge development for nursing. *Image: Journal of Nursing Scholarship,* 20(1), 28-30.

Purnell, M.J. (1998). Who really makes the bed? Uncovering technological dissonance in nursing. *Holistic Nursing Practice,* 12, 12-22.

Purnell, M.J. (2003). *Intentionality in nursing: A foundational inquiry.* Doctoral dissertation, University of Miami, Florida.

Purnell, M.J., Horner, D., Gonzalez, J., & Westman, N. (2001). The nursing shortage: Revisioning the future. *Journal of Nursing Administration,* 31(4), 79-86.

Rawnsley, M.M. (1996). On the requirements for a metaparadigm: An invitation to dialogue. Response. *Nursing Science Quarterly,* 9(3), 102-106.

Ray, M.A. (1987). Technological caring: A new model in critical care. Dimensions of Critical Care Nursing, 6, 166-173.

Reed, P. (1997). Nursing: The ontology of the discipline. *Nursing Science Quarterly*, 10(2), 76-79.

Sigma Theta Tau International. (2003). The Society's vision and mission. Retrieved September 12, 2003, from

http://www.nursingsociety.org/about/overview.html

Thorne, S., Canam, C., Dahinten, S., Hall, W., Henderson, A., & Kirkham, S. (1998). Nursing's metaparadigm concepts. *Journal of Advanced Nursing*, 27(6), 1257-1268.

Walters, A.J. (1995). Technology and the lifeworld of critical care nursing. *Journal of Advanced Nursing*, 22, 338-346.

Watson, J. (1991). Caring knowledge and informed moral passion. *Advances in Nursing Science*, 13(1), 15-24.

Weber, D.O. (2002). The next little thing. *Health Forum Journal*, 45(5), 10-16.

Williams, S.J. (1997). Modern medicine and the "uncertain body:" From corporeality to hyppereality? *Social Science and Medicine*, 45, 1041-1049.

> ケアリングの相互作用は，ケアを提供する人とケアを受ける人との相互の関わり合いを必要とする．

第 4 章

看護におけるケアリングと技術力の共生

By Rozzano C. Locsin

　看護独自の知識としてのケアリングは，看護実践の説明と概念化に関心が向いている．より素晴らしい技術を修得しなければならないと，専門家としての看護師に促すことで，技術とケアリングを分けて考えることを促進した．ケアリングは看護の中心的実践としてしっかりと認識されるようになってきた．現在の看護実践の質を保証するための技術力の重要性と先進技術への依存は，看護実践にとって意義ある区別をもたらした．ますます高度化する世界で十分なケアを行うための技術力は，ケアリングの代わりではなくケアリングそのものの充実という，望ましい結果であると看護師は認識している．

　看護におけるケアリングに関する問題には，看護の本質としてのケアリング，看護の伝統としてのケアリング，看護実践における相互作用とコミュニケーションの過程としてのケアリングがある．看護におけるケアリングはさまざまな方法で説明されている（Leininger, 1988; Watson, 1985）．看護におけるケアリングの課題に関する議論（Jacono, 1993; Olson, 1993; Phillips, 1993; Swanson, 1993），ケアリングの特質（Roach, 1987），ケアリングの構成要素（Mayeroff, 1971），これらはすべてケアリングの重要な概念を説明している．Lynaugh と Fagin（1988）は，ケアリングが看護の全体像であるという Leininger（1988）の考えを支持している．また Leininger は，ケアリングは看護師がもたらす普遍的な人と人とのつながりであると述べている．同様に Watson（1990）は，ケアリングは看護の道徳的な理念であると主張している．一方，Roach（1992）は，ケアリングは実存する人間の存在そのものであると考えている．

　看護におけるケアリングに関するいくつかの概念は，看護の伝統としてのケアリング（Olson, 1993），相互作用の過程としてのケアリング（Phillips, 1993）を含んでいる．Mangold（1991）の定義は，ケアリングを認識的，情緒的に自己実現に向かう他者の成長を助けることであると説明している．しかし，Noddings（1984）は，ケアリングは人が他者に対して完全に受容した時に起こるものであるとしている．つまり，ケアリングの本質である相互作用はケアを提供する者とケアを受ける者との相互の関わり合いによって成り立つとした．Phillips（1993）の説明によると，看護におけるケアリングは，他者のニーズに応えることを目的としてケアを提供する時に求められるものである．Boykin と Schoenhofer（2001）によれば，ケアリングとは看護師が他者のために意図

的にかつ誠実に存在していることである．

　Olson（1993）は，看護におけるケアリングをその領域の特別な知識として
認めることは，看護が完全に独立した専門職として確立することにつながる道
であると考えていた．Porter（1992）は「看護の専門職化を成し遂げるための
最善の戦略は，独自の知的基盤を取得することである」と強調している（p.72）．
そのような固有の知識を所有することにより，専門職に不可欠な「真」の特徴
がみえてくる．

　ケアリングが伝統的に看護実践に組み込まれてきたことを実証するために，
Olson（1993）は 1915 年から 1937 年までの間，聖ルーク（St. Luke's）病院
看護師の到達度評価について研究した．看護師の行動は，看護師がどのように
「調整」，「管理」し，そして患者に関わる際に目に見える成果を目的とした「き
ちんとした結果の見える仕事」をしたかという観点で頻繁に評価されてきた
（p.71）．このような活動は，患者中心の行動よりも，看護管理者に多くの意味
をもたらした．もしケアリングが伝統的な看護実践なら，この研究結果は矛盾
する．1900 年代初めの 30 年間に，看護実践は業務志向，手順の遂行，および
指示に従う中で信頼性によって評価されてきた．これらの調査結果を反映して
Cody（1995）は，人々は看護実践において，多くの非看護業務を重要視して
きたと述べている．これらの非看護業務は，業務手順書の範囲に含められたベッ
ドの準備や患者の薬物療法の処方箋を転写することである．より重要なこと
は，多くの看護師がこれらの仕事を「看護」と考え，喜んでその仕事をしてい
ることである．

　Noddings（1984）は，相互作用とコミュニケーションを論点として，人が
他者に対して無条件に受容的であるときに，ケアリングは起こると説明した．
また，Phillips（1993）も同様の見解であり，「相互作用の過程には，ケア提供
者がケアを必要とする人のニーズに敏感であること，利用可能な資源，そして
ケアが生じる状況が必要である」とケアリングを説明した（p.1558）．このこ
とは「『ケアリング』という言葉が感情的な意味合いを持ち，その主張（恐らく
看護においてテクノロジーを利用することが増えることに対する反応）が印象
を再形成する可能性がある．その印象がぬぐい去れない場合，看護は高いレベ
ルの認識処理を必要としない『基本的』もしくは『低い技術』」（p. 1557）と見

なされるだろう．関係性の観点から単に「反応しあう」ものとしてケアリング
の相互作用の特質をみるのは，看護師と患者間に生じるごく一部の現象でしか
ない．

　看護実践におけるケアリングの意味は，他者に対する義務およびケアリング
の名のもとに看護者自身の活動をコントロールする権利という，相反するが統
合された不可欠な二つの概念を含んでいる．

**簡潔に述べると，看護師は義務や責務から行動し，ケアリングを仕事というよ
り自己認識と考え，ベッドサイドでいるときも，看護業務を遂行しているとき
も，患者を管理するという考えを持たずに博愛を表現するように期待されてい
る（Reverby，1987）．**

　ケアを行う義務と自分の活動に対する権利の問題は，政策上のエンパワメン
トを戦略化し，組織改革に影響を与える多くの現代の問題に影響した．Paley
（2001）は，ケアリングの正当性について疑問を持ち，「ケアリングに関する
知識は，ケアリングに関する集合体である．つまり，潜在的な無限の関連性に
由来し，類似性に基づいて分類され，現象を全体論的に説明しているものであ
る」と説明した．看護におけるケアリングに関する Paley（2001）の主張に対
する研究は進んでいない．看護におけるケアリングを説明するための用語を無
限に作り出しているだけである（p.96）．

　Edwards（2001）は意図的ケアと存在論的ケアの違いを説明した．意図的に
ケアすることは，人間の自発的で意図的な行動の一部であり，存在論的なケア
は，定義によると，すべての人間がすべての人類に具体的に示さなければなら
ないケアの形である．

　看護の教育観，イデオロギー的根拠，および構造化された立場によってケア
リングの価値を認めてもらうための環境づくりを困難にした．多くの看護師が
さらなる教育，看護のための科学的根拠を説明するわかりやすい理論，新しい
スキル，および自分の意見を述べる訓練によって看護界が変わることを望み続
けている．看護の世界では，ケアリングの根拠や価値の明確化に取り組んでい
るが，その専門的な看護，融通の利かない看護，技術的な看護の見方に変化が

現れるであろう．看護実践の焦点は，看護の理論的な基礎に影響を及ぼす契機となった．これらが現実になることは，ケアリングが評価される状況を作り出すことになる．看護が行われる状況は「ケアリングの瞬間」（Watson, 1985），「この瞬間」（Parse, 1987），「関係性」（Paterson & Zderad, 1988），「ケアリングの関係」（Boykin & Schoenhofer, 2001），「共に作った素晴らしい時」（Locsin, 1997）として表現されてきた．看護の実践が単純な手順に従い，また単に技術を習熟することだけに終わるとすれば，看護実践の自律性の課題は意味をなさなくなる．現在の状況において多くの看護師は，ケアのための努力や看護全体を放棄させられている自分自身に気づくであろう．

　患者はどのようにケアリングを認識するのだろうか？ Burfitt ら（1993）は，さまざまな出版物から次のように述べた．

- ■　ケアリングとは，１人の人間（住民／患者）として，私に耳を傾けてくれている時だ．（その時とは）つまり，私自身がまさにケアリング関係の中にいると認識できている時である．（その時とは）私がこれ以上自分でできない時であり，私にはケアが必要であり，ケアを受けなければならないと気づいてくれている．（その時とは），私が長期療養施設でどのように生活を送るかについて，自分なりの考えを持っていると認められている時である（Aventuro, 1991）．
- ■　ケアリングは，他者が自分らしさとニーズを認めている時であり，安心させる存在であり，（提供すべき）情報を提供し，専門的知識と技能を示し，苦痛を軽減し，自立を促す時である（Brown, 1986）．
- ■　ケアリングは，指導が必要な身体的ケアに焦点を合わせている看護行為である（Cronin & Harrison, 1988）．
- ■　ケアリングには見守ること（不変性，作業，時間，および会話）と相互関係（思慮深さ，信頼，尊敬，および人間性の共有）が含まれる（Greiner & Harris, 1992）．
- ■　ケアリングは，保護すること，支持すること，確認すること，経験を超越することである（Hutchinson & Bahr, 1991）．
- ■　ケアリングは，どのような時に医師と関係者を結びつけるかを判断でき

る知識である．それは，技能，親密さ，そして信頼関係のために患者の
ニーズを認識する能力である（Keane, Chastain & Rudisill, 1987）．

■　ケアリングは健康教育，アセスメント，身体的ケア，擁護，知識，資源
の提供，将来計画，安全を意味する．関係としては，関心，進歩，望み，
傾聴，個人的関係，自尊心の構築，タッチング，笑い，ユーモアである
（Knowlden, 1985）．

■　ケアリングは，臨床的知識の中の能力である（Larson, 1984; Mayer,
1986）．

■　ケアリングは，共有体験をともに作ろうとする意志があってできる相互
関係の形成過程である．そうでなければ，この相互作用の過程で，癒し
を得ることはないだろう（Burfitt et al., 1993）．

　看護におけるケアリングとしての技術力のモデルの根拠となっているのが，
ケアリングとしての看護の理論である（Boykin & Schoenhofer, 2001）．包括
的ではないが，Burfitt の概要は，ケアリングの見解を列挙し，同様に研究され
たケアリングの概念の重要性を説明している．そして，実践的学問分野として
の看護に影響を及ぼし，そのことが患者に認識されたことによって，ケアリン
グに関する理解を広めた．しかしながら，看護界の誰もが看護におけるケアリ
ングについて，一つの概念に同意しているわけではなかった．Phillips（1993）
は，看護の技術は，ケアの概念をこれ以上分析しても説明されないし，その言
葉の意味合いによって説明されるものではないという結論を出した．この考え
は，ケアリングは看護の同意語として，ケアリングという言葉を普及させる複
雑な過程を説明することを目的としたものであり，一般的な看護に感情的なケ
アリングを強調するのに貢献したにすぎない．その結果，ケアと治療（caring
and curing）の区別について誤った考えを持ち続けさせることになったと主張
した．

　教育に例えて，Phillips はケアリングの全体像を明瞭にした．それは，行為
する主体の意志で定義された仕事である．しかしながら，成功の評価はより複
雑である．それは，「ケア提供者とケアされる者両者の健康と認識に関連する評
価基準に基づいている．教師のように，看護師は時々目的と成果を混同してい

る」（p.1555）．

ケアリングとしての看護の理論

　ケアリングとしての看護の理論は，看護実践を導く枠組みとして使用できる一般的な看護理論である．理論の枠組みは，いくつかの重要な前提がある．

- ■　人々は，人としての徳性によってケアをしている．
- ■　人々は，状況にあわせてケアしている．
- ■　人々は，常に全人的あるいは完全な存在である．
- ■　人間性は，看護師とケアの受け手がケアしケアされる中で成長する．
- ■　人間性は，看護師とケアの受け手との関係において高められる．
- ■　看護は，学問領域でありかつ専門職である．

　理論の根底にあるのは，すべての人が思いやりのある人間であり，人であるということは，生まれながらにもっている思いやりの性質を生活の中で実践することである．ケアリングを表現する潜在能力を最大限に発展させることは，一つの理想であり，実践的な目的を持った生涯にわたる過程である．

　これらの前提を基礎に，ケアリングとしての看護の理論は，学問の知識体系と，ケアすることで成長する専門的職業であることに，看護の焦点と目的を置いている（Boykin & Schoenhofer, 2001）．

　ケアをするとき，看護師はケアする人として他者を理解することや，ケアリングは人が夢や希望を持って，その瞬間に人がどのように自分らしく生きようとしているかを理解することに焦点を合わせる．看護の目的は，ケアする人として人間を理解し，肯定し，支援し，認めるようになることである．看護は，個人や状況によって意味を持つ創造的な方法であり，ケアという知識に根ざした意志に基づいて実行されるものである．

ケアリングの看護理論で重要な概念は，看護場面である．それは，看護師と看

護される者の人間性を高めあう，ケアリングという生きた体験を分かち合うことである（Boykin & Schoenhofer, 2001）.

　看護場面は，あらゆる看護が創造され，表現される過程や手段である.

　人を成長させるという意思をもって，看護師がケアリングを通して他者の世界に入るにつれて，看護に対する要望がわかってくる. 看護に対する要望は，看護される人から生じ，その人らしい表現によってケアを求める要望となる. その人の存在や希望に基づいて，看護師はその人からの看護の要望に応えている. 看護師の反応は，ケアリングを具体的に表現したものとして，その瞬間に創造される.

　ケアリングの効果的な手法で対応することは，個性的で，ケアする人として他者を理解するようになるために看護の専門的技術を必要とする. 看護の専門的技術は，ケアする中で他者の要求を認識したり，他者が成長しようとする個人的な夢や志をどのように表現しているかを理解したり，その瞬間にケアリングの方法を生み出すという，看護実践の中にある. Mayeroff（1972）のケアリングの構成要素には，「理解する」，「リズム（方法や見方）を変える」，「勇気」，「希望」，「謙虚」，「信頼」，および「忍耐」を含んでいる. さらにRoach（1987）のケアリングの特性を含む六つのCは，思いやり（*compassion*），良心（*conscience*），能力（*competence*），信頼（*confidence*），熱意（*commitment*）および態度（*comportment*）であるとした.

　ケアリングの看護理論の概念的，倫理的観点から看護を実践するということは，はじめから人はケアリングとそれに準じた行動をするという仮定を持っている. したがって，看護師は自己や他者を評価する必要はなく，またケアリングの量やケアリングの内容について考察したり，批評したりする必要がないことを意味している. 確固とした意思と真摯に向き合う存在は，それぞれ個性的に繰り広げられる看護場面において，実践に役立つ経験的な知識を選択し，まとめるように看護師を誘導する.その時,看護はその人が誰であるかではなく，むしろその人がどんな人であるかを理解する仕事になり，総合的な医療の場においての独自の機能を発揮する.

テクノロジーと看護におけるケアリング

　テクノロジーと看護におけるケアリングは，臨床の看護実践で調和のとれた技術になるだろう．技術とケアリングは対立するものという認識が一般的であり，技術的に優れた人はケアリングを表現できないと思われている．臨床の看護実践における真の技術力は，ケアリングの表現として理解し得る．瞬時に全人的あるいは全体的に人を理解することが，看護の過程であると認識できるのは，まさに技術力によってである．技術力は，現代の臨床的看護実践で不可欠であるとみなされている．

なぜならば，医学とテクノロジーの進歩によって，患者の延命のためのケアが行われている．それはほとんどが手順に基づくものであり，患者の求めるケアへのニードを十分に満たすものではない．

　多くの患者と接する中で，看護師は観察したり記録をつけたりするような，複雑な機器と技術に携わるようになる．しばしば，どの程度患者が回復するかにより，患者の満足度が決まり，それは，優れた機器の管理能力と関係している．すべての保健分野の専門家が十分認識しているように，テクノロジーへの依存は現代の医療にとって不可欠な要素である．

　集中治療室での看護実践の質について，同僚が不安を抱いていると話してくれた大学院生がいた．彼女の同僚（専門家としての看護師）は，病棟における看護業務が圧倒的に機械中心になってしまい，もう患者のケアができないと主張した．ほとんどの活動が，人工呼吸器や心臓モニタの管理，それらの記録をとることに集中しなくてはならないので，彼女はケアができないと思っていた．彼女の見解では，患者や家族と話すことは余計なことで，看護の優先業務としてみなされていなかった．ケアリングのような行動は，時間を要する行動であり，すぐに実証できる結果を伴わない行動であるとみなされていたと彼女は述べている．それゆえ，患者とともに過ごすような期待された結果に影響を示さない看護の時間は，犠牲にしてよいと考えられていた．

　テクノロジーによって，ケアを受ける人に関する知識が高められるため，看

護師は患者のより一層身近な存在になる．それにも関わらず，そのような技術
は，人としての患者を無意識のうちに軽視するようになり，看護師と患者間の
溝を広げるかもしれない．医療機器の管理が看護師の慣れ親しんだ仕事になる
一方で，そのような世界になじみがない患者には疎外感をもたらすかもしれな
い（Cooper, 1993）．

看護におけるテクノロジーとケアリングが対立すること の説明

　ケアリングに不可欠なテクノロジーを使用する能力は，Cooper（1993），
Jones と Alexander（1993），Ray（1987），Sandelowski（1993），および Locsin
（1995，1998，2001）ら数人の看護学者によって提唱された．Neighbors と
Eldred（1993）は，急速な医療の新技術の開発と看護が足並みをそろえるため
に，看護師は看護の複雑さを説明し，技術的な技能を身につけなければならな
いと強調した．

**装置と機械を十分に使いこなす技術を必要とする環境において，能力は看護に
おけるケアリングの究極の表現であり，技術力がないのはケアリングがないに
等しい．**

　看護学者と看護師は絶えず看護実践を理解し，改善するための有用な方法を
探究している．前述したように，Boykin と Schoenhofer（2001）のケアリン
グとしての看護の一般理論は，看護におけるケアリングとしての技術力のモデ
ルを基盤としている．彼女たちは，看護場面の中に看護があると仮定している．
これらの看護場面は，看護されている者と看護師との間における体験を共有す
る場である．この看護場面では，看護師は看護への要求を聞き，表現し，対処
する．同様に，患者はケアリングを必要とする人として理解され，また，受容
される．看護場面では，看護師はケアする人として他者を理解しようとする意
思を持って，他者の世界に入ろうとする．看護師の反応は，専門的な状況の中
で生み出されたケアリングの特別な形である．ケアリングの過程で，人々はお

互いにケアする人として，自分自身を表現する技術力も含めた能力を持って成長する．

Cooper（1993）は，機械や装置は故障がなく，客観的で予測できるように設計されていると述べている．これらの特徴は，脆弱で，主観的で，予測不可能な人間の特質と対照的である．

　専門職である看護師は，誠実に，意図的に看護を受ける人からの看護の要求に応じるときには，技術的に有能であろうとし，また同時に人間の脆弱性を認識するだけでなく技術的にも有能であろうとする．看護師が高いレベルの技術的専門知識を必要とする患者のケアを実践したとき，看護の正確さや意図が証明される．その際に，看護師は人生の過程にある希望，夢，志を，ケアリングを受けている人として十分に理解しようとする．Burfitt ら（1993）は，重症患者に対するケアリングは看護師と患者の意思によって形成され，経験を共有する相互のプロセスであると説明している．

　技術力は思いやり，信頼，献身，および良心（Roach, 1987）とともに，熱意と責任感とを必要とする（Boykin & Schoenhofer, 2001）．図 4.1 はそれぞれの概念を三つの円で示している．すなわち，テクノロジーとケアリング，技術力とケアリングとしての看護である．

　Boykin と Schoenhofer（1993）は，自己と他者を理解しようとする人々の関わりを示すには，円を用いることが最適であると説明している．中心部の円は，テクノロジーとケアリングの主要概念が不可分に存在しているが，それらは独立したものとして関係していることを示している．円を二つに分割している直線，同時に円の中で相互につながる直線は，この独立を象徴的に表している．二つの主要概念が，中心部の近くでつながっているが，それらは看護の充実を表現しているのではない（図 4.1）．

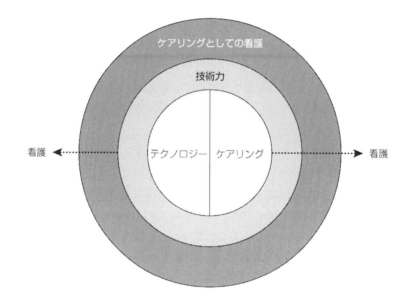

図 4.1　ケアリングとしての看護・テクノロジー・ケアリングおよび技術力との関係

　ケアの提供に関わる人々が知っているように，ケアリングを表現するためにはさまざまな方法がある.

専門職としての看護師は，技術的なケアリング能力における意味を見出し，全人的に他者を理解するために意図的に真の存在を表現し続けるであろう.

　看護実践において技術とケアリングは，調和と共生を通して，看護（ケアリング）体験へと変わる. 医学とテクノロジーの急速な進歩に，専門家や患者が恩恵を受けている場合がある. しかし，それらの導入が看護師のケアリングの脅威になってはいけない. 看護の専門家がますます技術的に精通すると，彼らは瞬時に全人的，または，全体的に人をもっと理解しようとして技術を有用に使用することで，看護実践における患者との強いつながりを構築するために新たな改善策を見出すであろう.

> 看護概念の枠組みもなく示される技術力は，単なる技術的能力である．このように考えると，人々はその時に完全な人間として認識されず，それゆえに治す，あるいは看護する必要のないものと考えられる（Boykin & Schoenhofer, 2001）．

　これは，看護の視点，つまりケアリングの概念の利点がない技術力として表現された技術のジレンマである．

参考文献

Boykin, A. & Schoenhofer, S. (2001). *Nursing as caring: A model for transforming practice*. New York: Jones & Bartlett, National League for Nursing Press.

Deary, V., Deary, I., McKenna, H., McCance, T., Watson, R., & Hoogbruin, A. (2002). Elisions in the field of caring. *Journal of Advanced Nursing*, 39(1), 96-102.

Edwards, S. (2001). Benner and Wrubel on caring in nursing. *Journal of Advanced Nursing*, 33(2), 167-171.

Leininger, M. (Ed). (1988). Care: The essence of nursing and health.

Locsin, R. (1995). Machine technologies and caring in nursing. *Image: Journal of Nursing Scholarship*, 27(3), 201-203. Thoroughfare, NJ: Slack.

Locsin, R. (1998). Technologic competence as caring in critical care nursing. *Holistic Nursing Practice*, 12(4), 50-56.

Locsin, R. (2001). Practicing nursing: Technological competency as expression of caring in nursing. In R. Locsin (Ed.), Advancing technology, caring, and nursing. Westport, CT: Auburn House.

Lynaugh, J. & Fagin, C. (1988). Nursing comes of age. *Image: Journal of Nursing Scholarship*, 20(4), 184.

Mayeroff, M. (1972). *On caring*. New York: Harper Perennial.

Olson, T. (1993). Laying claim to caring: Nursing and the language of training, 1915-1937. *Nursing Outlook*, 41(2), 68-72.

Paley, J. (2001). An archeology of caring knowledge. *Journal of Advanced Nursing*, 36(2), 188-198.

Phillips, P. (1993). A deconstruction of caring. *Journal of Advanced Nursing*, 18, 1554-1558.

Ray, M. (1987). Technological caring: A new model in critical care. *Dimensions of Critical Care Nursing*, 6(3), 169-173.

Roach, S. (1987). The human act of caring. Ottawa, Canada: Canadian Hospital Association.

Swanson, K. (1993). Nursing as informed caring for the well-being of others. *Image: Journal of Nursing Scholarship*, 25, 352-357.

Watson, J. (1985). *Nursing: The philosophy and science of caring*. Boulder, CO: Colorado Associated University Press.

技術力を理解し，技術的なあらゆる看護活動の場面で表現されるケアリングを認識することは，人間愛のある看護活動に調和のとれた統合をもたらす．

第　5　章

看護におけるケアリングの表現としての技術力

By Rozzano C. Locsin

　看護の存在論についての長年の問いは，知識および実践の専門職としての看護の発展を反映している．この問いかけが不変であるように見えるのは，しばしば業務を行う時に「看護」という用語を長年使ってきたため，看護実践には業務の遂行というイメージが根強く残っている．

　例えば，検温などの看護技術をまるで人間のように行える複雑な機械であるロボナースは，そのイメージを不朽なものにした（Gutierrez, 2000）．ロボナースは，看護業務の単純作業をこなすだけである．タスクを遂行する看護師というイメージがあるため，看護師は，機械的に仕事をする人のように見られているのは否定できない（Locsin, 2001）．

　保健医療へのテクノロジーの出現と影響は多大であり，看護は実践のために技術力に依存するという困難な立場に置かれる．技術力を用いた看護の実践は，看護におけるケアリングの一つの表現であり，個人の一瞬一瞬を全人的に理解することで達成される．それは，看護の技術に信頼を置き，技術に関する広い知識を持って，意図的に，効率的に看護のテクノロジーを使うことである．

　これらのテクノロジーは，看護が医療に不可欠なものであるという認識に影響を与える．その結果，看護実践におけるテクノロジーの役割を認識することにつながる．技術力によって，看護師は個人の一瞬一瞬を全人的に理解する過程に参加することができる．技術力の究極の目的は，個人を全人的に継続的に理解することである．

　そのような理解が看護の過程を再検討することを余儀なくさせており，個人の一瞬一瞬を全人的に継続的に理解するという看護実践を表現すること，賞賛すること，評価すること，という方法の変更が求められている．従来の看護実践において，テクノロジーは「その人は何であるか」よりは，むしろ「その人はどんな人か」を理解することに用いられている．前者は人間を物として捉えているが，後者は人間としての独自性や個別性に焦点を当てている．

看護実践の説明

　Gadamer（1991）は，「実践では，善をもたらす方法のみならず，どのような善や価値が追求するに値するものかが重要」と説明している（p.83）．看護師

が，テクノロジーを通して全人性を理解するとき，看護実践は，人の全人性を継続的に理解する機会を与えてくれる．

アメリカ看護協会（ANA）の看護師のための倫理綱領（2000）には，看護実践は，健康を増進したり，病気を予防することに焦点を当てると記述されているが，これは理想かもしれない．看護師自身が選んだ実践現場で働いている看護師は，そのような機会はあまり与えられない場合もある．

　看護師が好む現代の実践現場は，集中治療室（ICU）や重症治療室であることが多く，そこでは技術力が求められている．保健医療政策が見直されつつある現在，技術力は，ICU や救命ケア病棟以外の場所でも望まれ必要とされている．生きている人を理解するために，機械の操作を十分にこなす必要がある．しかし，これらのテクノロジーの使用によって，人を物とみなす（擬物化）べきではない．看護実践が単なる業務遂行であると理解されている状況下では，個人の擬物化が日常的に行われる危険性がある．

看護におけるケアリングの表現としての技術力

　専門職である看護師は，人工呼吸器や心電図モニタのようなテクノロジーに携わる活動を行うため，テクノロジーを十分に扱う能力が求められる．心電図モニタのデータ解釈，人工呼吸器や点滴ポンプの操作，点滴ポンプを開始させる手技でさえ，そのような行為は，看護におけるケアリングよりもむしろ，技術力の実施としてしばしば認識されている．テクノロジーは「どのような人が患者であるか」ということよりもむしろ「何の疾患であるか」を理解することに用いられていた（図 5.1 参照）．このような状況では，瞬時に人を全人的に理解することの真の意図は，過小評価される（Locsin, 1998）．

テクノロジーへの追従

　ICU は 1950 年代に非常に重篤な患者をケアするための機器，知識や技術の

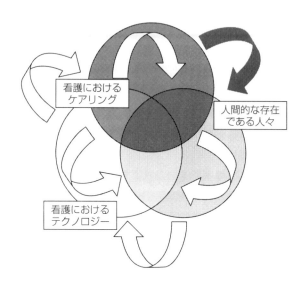

図5.1　看護におけるケアリングとしての技術力

　図5.1　多方向に向かう矢印は，継続的なケアを受ける人に対する理解と，看護における テクノロジーにより得られる情報の表出を示す．一方で，看護におけるケアリングは知識の本質的な姿であり，人を全人的に理解し，看護における技術力を統合する実践に駆り立てる．これらの看護におけるケアリングとしての重要な構成要素は，外側に向く矢印によって示されている．多方向に向く矢印は，動的かつ反復的に看護のプロセスを示しており，人を物としてみなす可能性を減少させている．看護におけるケアリングとしての技術力は，過程であり，その動きはダイナミックであり，瞬時に全体として人を理解するための継続的な過程を示している．

テクノロジーシステムとして作られた．ICUに関する数少ない歴史的研究では，看護師の仕事が軽視され，無視されたものも少なくない．過去の研究は，ICU の中で看護が占める位置が大きいにも関わらず，機械や医師に焦点が当てられている．

初期の救命ケア病棟では，看護師の仕事は，集中的な観察や患者の優先順位の選択であり，ICU における非常に重篤な患者の看護におけるモデルとなった.

　しかし，看護師はこれらの実践を補うために，非常に重篤な患者の看護に必要とされる知識を探索してきた．こうして看護師は，自分たちの労働環境と患者の看護を尊重する非常に有益な専門知識を得た（Fairman, 1992）.

　ICU の確立は，重篤な状態の患者の増大する要求に対応したものであり，これらの患者の状態が進化したテクノロジーの結果である．例えば，自動車や戦争に使われるハイテク機器は，人間の死亡率を増加させた．ハイテク機器は，一回に複数の弾を発射するトンプソンマシンガンや，散弾銃のようなものであり，肺や脳のようなデリケートな臓器に損傷を与えた．さらに自動車事故は，しばしば頭や筋骨格系の損傷の原因となった.

　21 世紀の看護実践は，技術力の表現が代表的である．ケアリングとしての看護の視点を実践の根拠にすることによって（Boykin & Schoenhofer, 2001），人の全人性を承認できる．看護実践はテクノロジーに支配されているが，同時にテクノロジーとケアリングの間に協調的共存があることを浮き彫りにした（Locsin, 1995）.

　今日の医療構造において，医療従事者に望まれる主な特質はテクノロジーをいかに活用するかである．患者の満足はたいてい，看護によりいかに回復したかに焦点が当てられるが，その多くの満足の中には，看護師のテクノロジーを用いる能力が含まれている（Locsin, 1995）.

　しばしば，看護の専門家の中には，テクノロジーに応じた技術力のレベルが高すぎるため，もはやケアリングは無理だという人もいる．ここでのケアリングは通常，手を握ったり，側に寄り添うというような患者との活動を意味している．このような活動は，ケアリングを行う看護師の従来の観点から，「患者とともにある」という本来あるべき姿が経験的に行われる実例である.

　患者とともにいるということは，気持ちのこもった思いやりのある看護の表現であるかもしれない．一方で，ケアリングの看護実践は時間の浪費であり，無駄であると感じている看護師も多い．そのような状況下での行動は，患者の健康に影響しない活動は無駄であるとさえ認識されることもある.

テクノロジーに基礎を置く行動は，しばしばケアリングではないように思う看護師もいるが，技術力を持った看護師にとっては，それは救急現場での看護を反映している通常の行為である．

　テクノロジーは，技術の構造や処理手順を明確にする方法や表現から成り立つ．技術は教えることができる標準的な手法である．つまり，再現可能であり，それに従ったときには，いつでも望むべき結果に結びつく方法である．看護においてテクノロジーは，看護行為を促進する手順の中に表現されている．技術はその手順を踏んだときに，看護の過程で証明される．

　看護師が持っている知識のレベルは，看護の焦点として対象者を全人的に理解するには十分でない．その代わりに，看護師は意図的で信頼できる存在（Paterson & Zderad, 1988）として，ケアを受ける人を，独自の望みや夢，抱負をもちながら生きる人として十分に理解することができるかもしれない．看護におけるテクノロジーの目的が業務効率化にあるとする考え方が，看護実践が単なる技術的な習熟であるという印象を与え続けている（Locsin, 1998）．

　能力は看護実践において，テクノロジーの効果的要素の一つとして認識され支持されている（Girot, 1993; Miller, Hoggan, Pringle & West, 1993）．保健医療におけるテクノロジーの急速な発展とその有用性の拡大は，この事象に役立っている．

　Miller（1993）は能力には二つの意味があると考えている．

- ■　能力は実践と結びつけて考えられ，活動として描写される．
- ■　能力は個人の資質や特性，あるいは個人の状態とみなされる．

　前者の意味は，能力が成果として容易にイメージできる．一方後者は，活動を遂行する人の特性を表現している．これらの特性は，看護の実践において意味があり，特有の能力の表現を浮きぼりにしている（Miller et al., 1993）．熟練した看護師は，実践において看護を提供したり，理論を使ったりするときに，直感的にこれらの能力を用いる（Benner, 1984）．

看護におけるテクノロジーと能力

　看護実践におけるテクノロジーに熟達しなければならないという緊迫感が，テクノロジーとケアリングの矛盾の解決に駆り立てる（Locsin, 1995）．1970年代には，「ケア対キュア」に関する看護の議論が起こり，以降，看護の研究は知識発展と特定領域の看護実践に焦点を当ててきた．看護の中心的な表現としてケアリングが目立ってきているということは，これを重要視している証拠である．テクノロジーの発展に伴い，現代の看護においてはケアリングと技術力をうまく統合させることが重要となってきた．

　看護師が人間をより深く理解する能力を高めることによって，患者と看護師がより親密になる可能性がテクノロジーにはある．逆にテクノロジーには，看護師と患者の間の溝（ギャップ）を深める可能性もある．そのギャップは，人としての患者を意識的に無視したり，人としての患者を知るという看護の必要性を無視したりすることにより生じる．テクノロジーは看護師の業務環境を楽にするが，患者を物としてみなす要因にもなりうる（Porter, 1992）．

ケアリングとしての技術力

　ケアリングとしての看護理論の概念は，看護におけるケアリングとしての技術力の理解に基づいている（Boykin & Schoenhofer, 2001）．つまり，テクノロジーとケアリングは看護の実践の中で統合されるものである．技術的には熟練しているが，患者を瞬時に人として十分に理解しない看護師は，単なる技術者にすぎないという究極の例である（Locsin, 1995）．技術力を理解し，テクノロジーを活用したあらゆる看護活動の場面で表現されるケアリングを認識することは，人間愛のある看護活動に調和のとれた統合をもたらす（Locsin, 1998）．

　人は人をケアする事で，思いやりのある人として表現する能力が身についてくる（Boykin & Schoenhofer, 2001）．この能力は，看護ケアにおいて，誠実さを持って患者と時を共有しながらもテクノロジーを扱うことができる能力である．

　ケアリングとしての技術力を正しく理解することは，目的を達成するための

手段として，そしてケアリングとしての技術力という活動は看護師の意志や技術的な責任をもたらす．このような意味からも，看護師はケアに取り組まねばならない．

テクノロジーの環境における看護

　ケアリングとしての技術力は，看護のケアリングに不可欠な共感，信頼，献身，良心とともに意図性というものを内包している．

この看護の過程は一連の問題解決行動とは違ったところに焦点を置いている．

　ケアリングとしての看護を理解することによって（Boykin & Schoenhofer, 2001），看護におけるケアリングとしての技術力も理解できる．この考え方では，看護は，看護師と看護される者との間に同時に起こる瞬間的な相互関係として表現される（Locsin, 1995）．

　看護師は，看護を求める患者を信頼している．看護への要求は，患者特有の過程である．患者は看護師に，相手を全人的に理解しようとする心を込めた意思をもって看護するための機会を与える．看護に対する要求は，患者からの望みや夢，憧れとして表現されるかもしれない．このような看護場面は様々な状況で生じるものであり，看護師は看護への要求に配慮しながら，心を込めて意図的に対応するべきである．

　これらの応答としての対話は，心電図モニタのような身体情報を得るための機器から得られる情報のように，その瞬間の患者の生理学的状態を知るため，あるいは，救命時の薬物治療の管理や移送，他の医療専門家と連携時の情報により行われるのかもしれない．

　看護に求められているのは，ケアリングとしての技術力を表現すること，瞬時に全体として完成された人としての患者に焦点をうまく当てること，そして一瞬一瞬のケアリングを展開していくことである．人間は，瞬時に，その人の状態に独自に反応する．看護師は，看護のプロセスが先入観なく展開することを理解している．つまり，予想した状況に個人を当てはめるような，ニーズの

固定化による患者分類は，使用すべきではない．患者が一人の人間として成長し，人間らしく十分に生きることを認めることによって，ケアする側，される側との間で看護の目標を明確にすることができ，互いの人間性を高めていくことができる（Boykin & Schoenhofer, 2001）．

　看護の実践家は，対象物としてよりも人間として十分に人を理解したいという真の欲求に基づいた看護実践を切望している．この意図や希望を通して，看護師は創造的で想像力に富み，人々が充実した人生を過ごしたり，人間として成長することを認め賞賛するという革新的な方法に挑戦する．看護の技術に関する専門知識があってこそ，看護におけるケアリングの表現としての技術力を実現することができる．

看護実践を単なる業務の遂行とみなすだけでは，専門職としての役割を十分果たしたとはいえない．

　看護師は，看護におけるケアリングの表現として，また保健医療に不可欠なものとして，技術力を重んじることを求められている．さもないと，看護師がただ単に業務を遂行するだけのロボナースのイメージと同等に捉えられてしまうだろう．

参考文献

American Nurses Association. (2000). *Code of ethics*. Washington, DC: Author.

Benner, P. (1984). *From novice to expert*. Menlo Park, CA: Addison-Wesley.

Boykin, A. & Schoenhofer, S. (2001). *Nursing as caring: A model for transforming practice*. New York: Jones & Bartlett, National League for Nursing Press.

Fairman, J. (1992). Watchful vigilance: Nursing care, technology, and the development of intensive care units. *Nursing Research,* 41(1), 56-60.

Girot, E. (1993). Assessment of competence in clinical practice: A phenomenological approach. *Journal of Advanced Nursing*, 8, 114-119.

Gutierrez, L. (2000, March 1). Robo nurse ? Palm Beach Post, 3D.

Locsin, R. (1995). Machine technologies and caring in nursing. *Image: Journal of Nursing Scholarship*, 27(3), 201-203.

Locsin, R. (1998). Technologic competence as expression of caring in nursing. *Holistic Nursing Practice*, 12(4), 50-56.

Locsin, R. (2001) The culture of technology: Defining transformation in nursing from "The Lady with a Lamp" to "Robonurse"? *Holistic Nursing Practice*, 16(1), 1-4.

Miller, C., Hoggan, J., Pringle, S., & West, G. (1993). Credit where credit is due. The report of the accreditation of work based learning Project, 1988. *Journal of Advanced Nursing*, 8, 114-119.

Paterson, J., & Zderad, P. (1988). *Humanistic nursing*. New York: National League for Nursing Press.

Porter, S. (1992). The poverty of professionalization: A critical analysis of strategies for the occupational advancement of nursing. *Journal of Advanced Nursing*, 17, 723-728.

第 2 部

実践上の課題

もしテクノロジーが科学的知識の応用的実践であるならば，そして，看護が人間科学としてケアリングに焦点を置くのであれば，ケアリングのテクノロジーも人間科学の応用的実践であるといえる．

第 6 章

ケアリングのテクノロジー：

看護の応用的実践

By Rozzano C. Locsin

　1990年代の初頭から半ばにかけて，看護の世界では一般的に，テクノロジーとケアリングは相容れないという考え方が強かった．看護実践の世界ほどそれが広く支持されたものは他になかった．看護師達は，看護の専門職化と知識に基づく実践の実証に関心を注いでおり，看護が専門職となり，また，健康の獲得と維持に欠くことができないものとして評価されるためには，看護師が技術的に熟練し，臨床的に有能であることが不可欠であると信じていた．

　今日では，看護においてテクノロジーとケアリングは両立するという主張は受け入れられている．1995年にLocsinが，看護における機械技術とケアリングに関する萌芽的研究を通して，テクノロジーとケアリングはうまく調和し両立すると言及し，ケアリングとしての技術力というモデルを生み出した．その論文は，看護の研究者の間に激しい論争を引きおこした．そして，看護におけるテクノロジーとケアリングの共存に関する研究が急速に進められた．

■　看護におけるテクノロジーとケアリングの調和という考えを生みだしたきっかけは何だったのか．
■　その調和は，モデルの中で，どのように「表現」されているのか．

　本章の目的は，これらの質問に答えるものである．すなわち，看護におけるテクノロジーとケアリングの共存について述べ，またそれを理解するための枠組みを説明する．そして看護において，テクノロジーを扱う能力の中に現れるケアリングについてひも解きながら，看護の豊かさを理解してもらうことである．

　看護におけるテクノロジーとケアリングの共存に関する説明で最も難しいのは，看護におけるケアリングとは，「人間的相互プロセスであり，それは看護師がケアする人として，自と他を認識しながら，看護を求める特別な声に誠意をもって応えること（Boykin & Schoenhofer, 2001, p. 23）」を理解する点にある．

テクノロジーとケアリングは相反するという捉え方が広く浸透しているため，技術的に優れている者はケアリングがうまくないと思われがちである．

　テクノロジーが科学をひたすら機械的に実務的に応用しようとするのに対して，ケアリングは人間の意識を共感的に人間的に支えることに徹する（Ray, 1987）．

　もしテクノロジーが科学的知識の応用的実践であるならば，そして，看護が人間科学としてケアリングに焦点を置くのであれば，ケアリングの技術力も人間科学の応用的実践であるといえる．看護におけるケアリングとしての技術力という新しい枠組みにおいては，「看護実践における真の技術力はケアリングであり，その瞬間瞬間の人を継続的に理解する」ことである．

　テクノロジー，能力，ケアリングという概念は一般的にも注目されてきており，近年の看護に関する文献や，オーストラリアのブリスベンで開かれた「テクノロジーの世界と看護」という国際看護会議でも示されている．世界中の20カ国の代表者が会議に参加したが，そこで，看護におけるテクノロジーの重要性とその研究調査の必要性が確認された．

　看護実践でテクノロジーとケアリングは両立するという考え方においては，テクノロジーを利用したケアリングを「成長過程の経験として捉え，そこでは，技術に熟達することは一つの意義でしかないと捉えている（Ray, 1987, p. 170）」としている．

テクノロジーと能力はケアリングの効果を高める．しかし，看護師が患者のニーズや患者の反応に対する細やかな感受性を兼ね備えていない場合には，そのテクノロジーを扱う看護師と患者双方の人間性を奪い，非人間化し，そのケアを台無しにしてしまう．

　人を客観的な対象として捉えることは危険である．そのような実践には，人を物として捉え，予め想定される，形式ばった看護に導く考え方が根底にある．

　今日の看護実践では，ケアリングにとってテクノロジーを扱う能力は不可欠である．技術力を，人間科学の応用的実践として理解するためには，テクノロジー，ケアリング，能力，看護の意味を考える必要がある．

　一般的に，看護の実践家の間では，機械的なテクノロジーによって人工的に維持される生命は不自然であると考えられている．特に関心の対象が医療テク

ノロジーに依存している場合，その傾向が強い．看護実践におけるテクノロジーの議論は，人が物として捉えられている限り，しばしば機械を利用した看護実践として受けとめられる．また，看護において，テクノロジーとケアリングが相容れないことが，看護によるヘルスケアに危険な影響を及ぼすという誤解を生む．

　看護における技術力は，ケアリングとしての看護実践に反するものではなく，むしろケアリングの表れである．そのように考えると，看護におけるテクノロジーとケアリングの共存は，看護実践の中にきちんと位置づけられる．

このような考え方の中心は，人を，ただ身体として対象化して捉えるのではなく，尊厳と自律を有し，そして人として希望と夢と志をもって生きようとする一人の個人であるという見方がある．

　Casetta（1993a, 1993b）は，「ハイテク」看護の定義の変遷を研究する中で，ハイテク看護とは，救急救命のような特別なユニットで集中的なサポートを必要とするテクノロジーに依存した看護実践であると述べている．つまりハイテク看護師とは，成果志向であり，看護実践の領域でより高度の技術力をもち，特殊なテクノロジーに依存する患者へ迅速に介入することができる人のことである．しかし今日，以前はハイテクでなかった領域にもハイテク看護は広がっている．その結果，テクノロジーを利用するケアと，看護実践の方向転換がより強く求められている．

　ハイテク看護は，いわば高度先進技術に依存した看護の典型であり，学問としても，また職業としても，ある時は賞賛され，ある時は非難された．

　賞賛されたというのは，社会的にハイテク看護が要請されるようになったため，その意味では看護の価値を高めたといえる．

　非難されたというのは，しばしば，看護実践を単なる技術の操作と感じさせ，看護実践者が技術屋になってしまったという意味である．看護におけるケアリングとしての技術力とは，単なる技術的操作能力以上のものである．それは科学的知識と共感に基づく実践から生まれる能力である．

　ハイテク看護で倫理的な決断が求められるのは，テクノロジーのサポートの

有無により患者の生活の質が変わる時である．看護師は，患者と多くの時間を過ごすため，一人ひとりの患者にとって最もよい手立てを決定する立場にある（Casetta, 1993）．テクノロジーの操作を得意とする看護師もいるが，全ての看護師は，テクノロジーと「テクノロジーを活用しない看護」をバランスよく行うことを大切にしなければならない．看護師は，看護と医療に関するテクノロジーの進歩についていかなければならないのは確かであるが，ケアの共感的表現という人間的な反応を忘れてはならない（Peck, 1992）．看護師は機械に注意を払わなければならないため，テクノロジーの進歩が，看護師を患者から離れさせてしまう状況も起こりうる．

しかし，機械から得られる情報を適切に判断することにより，看護師は，患者との関わりを保ちながらケアすることができるのである（Hudson, 1988）．

技術力がケアの中で実践されることにより，より人間らしいものとなる．技術的に優れているということは，ケアの中で感情に基づいて支持的な看護ができるということである．テクノロジーが，人の一瞬一瞬を絶え間なく理解することに用いられれば，看護の過程は生きたものになる．

看護におけるテクノロジーとは

看護実践におけるテクノロジーとは，目的のための手段であり，また人間の活動であると捉えることができる（Heidegger, 1977）．例えば「獲得する」とか「利用する」という活動は，目的のための手段として，人間の活動により進められるプロセスである．このような捉えかたは，操作主義である．つまり，基本的にすべての活動は，テクノロジーにうまく繋がるように行われなければならないと考えられている．「テクノロジーを，手段として，正しく操作するかどうかが肝心なのである（Heidegger, 1977, p. 6）」．看護活動は患者の幸福に影響するため，テクノロジーを目的のための手段，人間の活動，そして道具として捉えるのは適切である．

看護におけるテクノロジーとは，例えばコンピュータやロボットをうまく操

作し，患者の幸せに役立てることなど，さまざまに理解されている（Peck, 1992）．

　コンピュータやその他の医療関連のテクノロジーは，看護師が患者を人として見ることを妨げる可能性をもつ．またそれは，個々の患者にあったケアを提供するのを妨げる可能性をも持つ（Menix, 1993）．

　Platts と Frase（1993）は，リハビリテーションのプロセスを例にあげて，テクノロジーを患者の機能を補う機器，特に移動（車椅子や車）や機能性（ページめくり，ロボットアーム），コミュニケーション（キーボードエミュレータ，ボイスプロセッサ）や環境の操作（自動ロボット，官能分析センサ，ナノテクノロジー）などのように，技術的な操作として捉えている．

　Hudson（1993）は，テクノロジーとは「治療」であると述べ，そのテクノロジーを実際に用いる能力を強調したのに対して，Reilly と Behrens-Hanna（1991）は，テクノロジーとは看護実践に伴う倫理・道徳的な問題に対処するものとしている．患者のケアの質的な向上にむけて，テクノロジーはより洗練され，進歩している．Pierson と Funk（1989）は，テクノロジーと臨床的判断の関連について次のように述べた．つまり，肺動脈カテーテルによって得られたデータは，その後の管理方法を決めるに際して全く利用されなかった．むしろ，尿排出量，胸部エックス線検査，浮腫のような患者に負担をかけないで得られるデータが利用された．これは，患者に対して用いられるさまざまなテクノロジーが果たして必要なのかという疑問を私たちに抱かせる．

　看護実践でテクノロジーが果たす役割の大きさについては，Cooper（1993）により，ICU こそテクノロジーが体験できる究極の場であり，「ICU というミクロな文化でこそ，テクノロジーの本質が最も明確になる．そこは，テクノロジーが支配し，経験が表出しにくい．ICU は特殊な場にならざるを得ないのであり，テクノロジーが中心となる（p. 24）」と，述べられている．

　Hudson（1993）は，冠疾患治療室（CCU）はテクノロジーに有能な看護師にとっての理想の環境であり，ケアリングとしての共感と治療としてのテクノロジーが明確に区別されると述べている．さらに彼は，CCU においては，テクノロジーを扱う能力の有能性が看護師に要求され，治療中心指向のため，そのような専門性が，男性看護師にとって魅力となっていると述べている．

　2001 年，Alexander と Kroposki は，看護のテクノロジーを明確に定義する

ことを提起した．文献研究の結果，看護におけるテクノロジーの概念がさまざまに用いられていることを発見した．彼らは，看護管理者の視点と説明を基に，看護のテクノロジーの定義を 10 年間隔で調べた．その結果，看護テクノロジーの内容は時代と共に変化しているため，看護部門の管理体制を変える前には，その内容について定期的に検討する必要があると指摘している．

　医療でのテクノロジーとは，心電図モニタ，医療コンピュータ，画像診断装置，人工呼吸器を含むのが普通である．テクノロジーの定義が混乱しているため，共通する定義を明確にすることが求められている．少なくとも看護と医療におけるテクノロジーの共通理解を定める必要がある．例えば，テクノロジーとは，テクニック，装置，看護行為を促進する一連の技術（Locsin, 1995），あるいは看護実践に影響するプロセスとシステムの選択（Nagle, 1998）などさまざまな説明がある．さらに，生殖技術，画像モニタリング技術（Sandelowski, 1998），あたかも実在するかのように見せるための技術（Bernardo, 1998; Simms & McHugh, 2000）などが，ますますその定義を混乱させている．Alexander と Kroposki（2001）は，最終的に看護のテクノロジーとは，個人の状態を患者から看護ケアを必要としない人へと変化させるために用いられる看護ケアプロセスであると定義している（p. 778）．

　Barnard（1996）は，テクノロジーと看護に関する定義について，詳細な研究を試みた．この研究では，テクノロジーを現象として定義してはいないが，系統的な定義づけが試みられた．また看護師がテクノロジーを，実際の看護実践の中でどのように理解したかに関して検討された．Barnard は，看護実践で用いられるテクノロジーについて三つの層に分けて，以下のように簡潔に説明した．

- ■　第一の層は，機械や道具のように，テクノロジーの操作的な側面を捉える見方．
- ■　第二の層は，器具に関する理解とそれを駆使できる能力も含めて，知識としてテクノロジーを捉える見方．
- ■　第三の層は，テクニックをテクノロジーの基と捉え，テクニカルな現象が発生することをテクノロジーと捉える見方．

　この第三の層は，幅広い内容を含むものであり，第一，第二の見方をも含む．看護師はこのような三つの見方を用いて，看護に関する定義と説明をより明確にすることができる．

　経験豊かな看護師は，「患者の身体的なサポート面で機械の果たす役割が非常に大きいので，機械に集中する ICU の看護師」であり，ICU こそ，テクノロジーが明確に現れるところであると主張する．この種の部門では，機械が確かに必要不可欠である（Cooper, 1993, p. 26）．ICU の看護師に関するこのような捉えかたは，1950 年代にはすでに指摘されていた．「看護師は身近な器具や機械を『テクノロジー』とはみなさなかった．彼らにとっては，テクノロジーとは『新しい』科学や機械（例えば透析の機械とか心臓モニタ）であり，それらは複雑で，実際に患者を救い，あるいは以前は入手できなかったデータを提供してくれるものであった（Fairman, 1992 p. 58）」．

手段としての，そして人間の活動としてのテクノロジーは，機械を利用するためではなく，人間の命を支え，維持するためのものである．

　このような高度な技術力は，救急・外傷患者や救命医療部門でのトリアージの能力や，日夜を徹して看護師が行う複雑な観察に見ることができる．技術力に関する知識と能力は，そう簡単には力や支配力をもたない（Reverby, 1987）ため，テクノロジーは看護の場に共存することができる．

　医療における看護活動の意義を希薄にしがちな身近な言葉として，テクニックとテクノロジーがある．Zwolski（1989）は，テクニックについて，「教えてもらうことができる一つの標準的な方法であり，再現可能な方法や手順である．またそれに従えば，期待通りの結果になる．一方，テクノロジーとは，テクニックにより具現化したものである（p. 238）．」と述べている．例えば，胎児モニターや体外受精や人工授精などのテクニックを用いて行われる生殖技術がそうである（Zwolski, 1989）．

　看護におけるテクノロジーは，もしそれが人間の活動であり，そして患者の幸福のためであり，また，政治家や第三者支払者（患者の健康に対する費用を支払う組織）そして他の医療専門職や管理者の支持を得るための手段であるな

らば，重要である（Jacox et al., 1990）．医療改革の影響，とりわけ看護実践で用いるテクノロジーの独自性，看護師の自律性，そうしたテクノロジーの所有権は，看護実践の現代的価値にとって極めて重要であると言われている．Jacoxらは，看護から他の医療関連専門職全てにわたる定義を吟味することにより，看護師が利用するテクノロジーを分類する必要性を提起した．

　特定のテクノロジーの所有については，常にその所有者の間に学問的な議論を呼び起こすが，「もしテクノロジーが複数の学問領域で用いられるのであれば，それは決して一専門職によってのみ所有されるのではなく，またいかなる専門職も，そのテクノロジーをもう一度自分たちだけが所有するという権利を主張することはできない（p. 84）」と明白に述べている．

では，看護におけるテクノロジーの独自性とは何なのであろうか．

　看護におけるテクノロジーとは，看護師に，看護を受ける人と相互依存しながら，お互いの希望と夢と志の実現にむけた関わりをさせるものである．

看護におけるテクノロジーの目的とは，単にデータを得たり，医療の専門職間で特定の資格を獲得したり，また機械操作の熟練度を誇示するためではない．むしろ患者を一人の統合された，生きている人として意識的に理解しようとすることであり，それが最も重要なことなのである．

　現在，看護におけるテクノロジーとケアリングに関する研究には，次の三つの理論的見解が存在する．『テクノロジカル・ケアリング（Ray, 1987）』，『テクノロジーへの依存（Sandelowski, 1993)』，そして『看護におけるケアリングとしての技術力（Locsin, 1998)』である．

テクノロジカル・ケアリング

　Ray（1994，私信）は，初期の科学的研究で，テクノロジカル・ケアリングの概念を提起した．テクノロジカル・ケアリングとは，看護師が患者の状態を

変化させたり，あるいは患者が心安らかに生き，あるいは人生を全うすること
ができるように，テクノロジーの力を信じて決断する倫理的プロセスであると
説明されている．それは，「害を与えない（恩恵と無害），公正である（正義），
そして選択肢を提供する（自律）（Ray, 1987, p. 167）」ということを厳格に守
る道徳的な決断である．

　救命医療の看護師は普段，患者の生命を維持するために働いており，これら
の経験的で倫理的な考え方はケアリングの意味をより深く理解するためには重
要なことである．そして実際には，次の三点が作用すると述べている．①テク
ノロジーと治療を重視する救命医療看護師が持つ支配的な価値観，②テクノロ
ジーの利用をどのように解釈するか，③患者の苦しみの程度である．

　これらは，テクノロジカル・ケアリングにおける倫理・道徳的側面で作用す
るが，共感は，「テクノロジカル・ケアリングにおける倫理的決断のプロセスに
変化を生じさせ・・・その結果，救命ケアの体験とテクノロジカル・ケアリン
グの意味が統合されて，倫理の基盤となり，経験と原則が共存できる関係にな
る（p. 170）」．

テクノロジー依存

　Sandelowski（1993）は，Bush（1983）の「技術とは，人間の目標を達成
するために組織化された相互作用システムにおける人，道具，技術である」と
いう定義を利用し，技術依存を，「健康に関するニーズや問題について評価，解
決，あるいは決定するために，短期であれ長期であれ，器具や技術に依存する
ことである（p. 37）」と述べている．そこでは，「人間」は，例えば医療サービ
スを受ける人，看護師，医師，技術者，修理者などのように，技術の発明や普
及，応用，そして，利用という観点から説明される．一方「道具」は，例えば
体温計やCTスキャナー，血圧計のような器具，装具，機械である．「テクニッ
ク」とは，静脈穿刺，心臓カテーテル，外科手術のように，道具を臨床に利用
するための方法である．

　Sandelowskiは，手術や介入の過程で意図しない結果が生じることについて
述べた．テクノロジーに頼ることは患者を理解するためには必要であるが，同

様に，テクノロジーによらない手段でも健康の問題を評価したり決定できる．そのため，テクノロジーに依存しないことへの提起も必要である．

ケアリングとしての技術力

看護におけるケアリングとしての技術力という考え方（Locsin, 1998）は，初期の萌芽的研究から生み出されたものであり，テクノロジーとケアリングは調和するということを提起した．

看護におけるケアリングとしての技術力という考え方の中心は，人を瞬時に全体的に，かつ完全なものとして捉えることにある．

看護はすべての看護場面，すなわち看護師と看護される人が共有する体験の中で起こる．

人の相互的かつ連続的な理解とは，看護師が常に目的を持ち，かつ誠意を持って患者を統合的に理解することであり，他方，患者も，自分を統合的に理解してもらうために，看護師が自分自身の世界に入ってくるのを許すことである．ここで重要なのは，患者も看護師を一人の人として理解したいと思っていることである．ケアリングとしての技術力が評価されるためには，テクノロジーが目的のための手段，かつ人間の活動として意図的に，また看護理論に依拠した明確なエビデンスをもって実践されなければならない（Purnell, 2003）．また同時に，看護の理論的モデルにもかなっていなければならない．

専門職としての看護師は，テクノロジーに有能であり，看護師を求める患者の声に，誠実にかつ目的を持って応えることが要求される．それは，看護師が患者を受容し，希望と夢，志をもって生きる人として患者を理解しようとする時に表出される．

Burfitt ら（1993）は，危篤状況の重症患者のケアリングについて，相互に体験を分かち合うことを目的とした過程であると簡潔に述べている．この相互過程の結果として癒しが生まれるが，それは他の方法では得られないものである（p. 489）．このような誠実で目的を持った行動は，看護師が患者を受容し，

そして看護師と同じように患者も希望と夢，志を持って生きる人として理解しようとする時に現れる.

要約

　テクノロジーとケアリングは，別々に検討すると調和することができない．それは，看護助手の活動に典型的に現れている．すなわち，「彼らは一段階低い看護職とみなされ，ケアアシスタントと呼ばれている．それは看護と看護助手が同等のものではないことを示唆している（Phillips, 1993, p. 1557）」．このような表現は，その言葉をますます固定化し，ケアリングとテクノロジーを二分して両者の共存を難しいものにしてしまう．

　人を理解せずにテクノロジーのみに有能な看護師は，単なる技術者の典型である．テクノロジーをどのように定義するか（より人間的な意味を持つこと，ケアリングのように，国際的な相互作用，もしくは治療的介入のようなものとして定義するか）により，ケアリングのテクノロジーが看護の実践に調和したり相容れなかったりする.

　Cooper（1993）は，「テクノロジーは強健で客観的で予測可能なものとして造られたが，一方人間は弱く，主観的で予測不能である（p. 26）」と述べている．看護師のケアリングの難しさがそこにある．またそこには，看護におけるテクノロジーとケアリングの矛盾が存在する．さらに，患者を物ではなく，尊厳と自律に満ちた人，自分の希望，夢，志を持って生きようとする人間として見ようとするケアリングとしての技術力が存在する．看護におけるテクノロジーとはケアリングの実践である.

参考文献

Alexander, J. & Kroposki, M. (2001). Using a management perspective to define and measure changes in nursing technology. *Journal of Advanced Nursing*, 35(5), 776-783.

Barnard, A. (1996). Technology and nursing: An anatomy of definition.

International Journal of Nursing Studies, 33(4). 433-441.

Bernardo, A. (1998). Technology and true presence. *Holistic Nursing Practice*, 12(4), 40-49.

Boykin, A. & Schoenhofer, S. (2001). *Nursing as caring: A model for transforming practice.* New York: Jones & Bartlett, National League for Nursing Press.

Burfitt, S., Greiner, D., Miers, L., Kinney, M., & Branyon, M. (1993). Professional nurse caring as perceived by critically ill patients: A phenomenologic study. *American Journal of Critical Care*, 2(6), 489-499.

Casetta, R. (1993a, November-December). The evolution of high-tech nursing. *The American Nurse*, 18-19.

Casetta, R. (1993b, November-December). Nurses advocate for ethical decisions in high-tech care. *The American Nurse*, 30.

Cooper, M. (1993). The intersection of technology and care in the ICU. Advances in Nursing Science, 15(3), 23-32. Fairman, J. (1992). Watchful vigilance: Nursing care, technology, and the development of intensive care units. *Nursing Research*, 41(1), 56-60.

Hudson, R. (1988). Whole or parts–a theological perspective on "person." *The Australian Journal of Advanced Nursing*, 6(1), 12-20.

Hudson, G. (1993). Empathy and technology in the coronary care unit. *Intensive Critical Care Nursing*, 9(1), 55-61.

Heidegger, M. (1977). *The question concerning technology and other essays.* New York: Harper & Row.

Jacox, A., Pillar, B., & Redman, B. (1990). A classification of nursing technology. *Nursing Outlook*, 38(2), 81-85.

Locsin, R. (1995). Machine technologies and caring in nursing. *Image: Journal of Nursing Scholarship*, 27(3), 201-203.

Locsin, R (1998). Technologic competence as expression of caring in critical care settings. *Holistic Nursing Practice*, 12(4), 50-56.

Lynaugh, J. & Fagin, C. (1988). Nursing outcomes of age. *Image: Journal of*

Nursing Scholarship, 20(4), 184.

Menix, K. (1993). Technology: Complementing or controlling care? *The International Nurse News and Views*, 7(1), 1-6.

Nagle, L.M. (1998). The meaning of technology for people with chronic renal failure. *Holistic Nursing Practice*, 12(4), 78-92.

Peck, M. (1992). The future of nursing in a technological age: Computers, robots, and TLC. *Journal of Holistic Nursing*, 10(2), 183- 191.

Pierson, M. & Funk, M. (1989). Technology versus clinical evaluation for fluid management decisions in CABG patients. *Image: Journal of Nursing Scholarship*, 21(4), 192-195.

Phillips, P. (1993). A deconstruction of caring. *Journal of Advanced Nursing*, 18, 554-1558.

Purnell, M. (2003). *Intentionality in nursing*. Unpublished doctoral dissertation, University of Miami School of Nursing, Florida.

Ray, M. (1987). Technological caring: A new model in critical care. *Dimensions of Critical Care Nursing*, 6(3), 169-173.

Reverby, S. (1987). A caring dilemma: Womanhood and nursing in historical perspective. *Nursing Research*, 36(1), 5-11.

Reilly, D. & Behrens-Hanna, L. (1991). Perioperative nursing: Moral and ethical issues in high-technology practice. *Today's OR Nurse*, 13(8), 10-15.

Sandelowski, M. (1993). Toward a theory of technology dependency. *Nursing Outlook*, 41(1), 36-42.

Sandelowski, M. (1998) . Looking to care of caring to look? Technology and the rise of spectacular nursing. *Holistic Nursing Practice*, 12(4), 1- 11.

Simms, L. & McHugh, M. (2000). Assistive technology. In L. Simms, S. Price, & N. Ervin (Eds.), *Professional practice of nursing administration* (3rd ed.; pp. 583-599). Albany, NY: Delmar.

Zwolski, K. (1989). Professional nursing in a technical system. *Image: Journal of Nursing Scholarship*, 21(4), 238-242.

テクノロジーが強く求められる所では，機械や器具に有能であることが看護におけるケアリングであり，その能力がないことはケアリングの否定に等しいという人がいる．

第 7 章

実践のためのモデル：

看護におけるケアリングとしての技術力

By Rozzano C. Locsin

　この章では，『看護におけるケアリングとしての技術力』というモデルの基本的な考え方を説明する．それは，看護のプロセスを導く専門職の実践モデルである．そこでは，テクノロジーを刻々と変化する存在として全人的に人間を理解することに用いるものと捉えている．今日患者を全体的に見ることは，看護の専門職としての実践を理解するために不可欠である．最も重要なことは，看護実践とは人の成長を促すことであり，壊れた物を直したり，欠けた部分を元通りにするための過程として理解することではない．

　このモデルでは，看護とは人を「理解する」ことと捉えている．理解するということは，その人が誰で，どのような人かを絶えず明確にする過程である．看護とは，いつでも対象者を全人的に認め支えることである．看護は連続する過程と想定され，それは絶えず発達し，知識豊かな実践である．したがって，看護にテクノロジーを使用することは，ケアリングに対する視点を与え，看護師がその瞬間に，できる限り多くのことを理解することを可能にする．つまり，それは看護師が一瞬一瞬できる限り多くのことを理解することである．

　このような看護観から，ケアリングとは以下のように説明できる．すなわち「看護師が目的を持ち，かつ誠実に存在することであり，またどのようにケアすれば患者の生命と成長を支え，維持し，強化されるかを理解しながら，その人を十分に理解するように努めることである（Boykin & Schoenhofer, 2001, p. 13）」．ケアリングは看護の中心であり，それは絶え間ない研究を必要とする．したがって，人について得られる知識は，それまでの知識を絶えずより豊かにし，理論的な枠組みをもったエビデンスに基づく専門職としての看護実践を支えるものとなる．

　ケアリングとしての技術力の実践モデルの理解には，以下のような前提がある．

- ■　いかなる瞬間においても人は統合された，あるいは完全な存在である（Boykin & Schoenhofer, 2001）．
- ■　人を理解することは看護の過程であり，それは常に人を一瞬一瞬，統合的，かつ完全なものとして理解することである．
- ■　看護は学問であり，専門職としての実践である．

■　テクノロジーとは，いかなる特別な瞬間においても，人を理解するために
　用いられるものである．

いかなる瞬間においても人は統合された完全な存在である

「人」という言葉について，これまで出された定義の一つに，1988 年に発行
された Hudson の研究がある．そこでは，「性差別よりも包括性を強調するも
のとして『人』という言葉が多く利用されるようになった（p. 12）」と述べら
れている．人という言葉の語源は，prosopon というギリシャ語に遡るが，それ
はギリシャ悲劇の俳優が使用するマスクを意味する．古代ローマでは，persona
とは社会的，あるいは法的な関係の中で，個人が演じる役割と定義されている．
Hudson によれば，「孤立した人は，『人』の理解に反している（p.15）」と述べ
ている．このように，テクノロジーを扱う能力の説明で用いる「人」という言
葉は，対象者を部分的にではなく，多角的な視点で理解する重要さを看護師に
示唆している．
　このモデルでは，いかなる瞬間においても，人は統合された，かつ完全な存
在である．したがって，人を修正したり再統合する必要もない．予測不能で力
動的に生きる存在としての人間は，かけがえのない唯一の存在として見ること
が基本である．これは，人が安全と安心を求めることにもつながる．この理解
のもとでは，人間は，自分について看護師が理解することを許すかどうかを決
める権利を持っている．しかし，人を理解するためには，相手の世界に入るこ
とが不可欠である．そこで，ラポールを形成し，信頼，信用，関わり，そして
共感を基本とし，相手を人として十分に理解することが，専門職としての看護
師，および看護の受け手にとって必要となる．

全体性の測定

『看護におけるケアリングとしての技術力』というモデルは，今日において，

また今後においても有用な実践モデルである．人をどのように理解するかについては，将来変わるかもしれない．例えば，ヒトとしての機能器官が完璧な人間というのは理想である．しかし，そのような人間は，おそらく将来にも出現することはないだろう．

　例えば，将来の人間は，その身体構造に対してどのような要求をもつのであろうか？現在でも解剖学的，生理学的，電子工学的に機械に依存している人はいる．例えば，人工心臓弁，インシュリンポンプ，心臓ペースメーカー，義肢をもつ人等は多いが，それらはすべて一人の人に組み込まれ統合される．

　Barnard（1996）は，病気や欠損のために，例えば人工関節や骨移植を受けていても，またペースメーカー，補聴器，フェイスリフト，豊胸，あるいはペニス整形などを受けていても，人として見るべきであると強調している．Prout（1996）は，テクノロジーの支えにより生きている人の場合，「人間とテクノロジーは共存し，共存なしには存在しえない（p. 369）」と述べる．一方は他方の中にあり，例えばテクノロジーは，人間の外に存在するのではない（Gadow, 1984）．

統合と人

　信頼が最も大切である．看護師は，自分を他の人と同様であると決めつけたり，固定観念にとらわれていないようにすることで信頼されなければならない．また，看護師は人を，それぞれ独自の希望，夢，そして志を持つ人として捉えることができなければならない．

　人の希望や夢，そして志を理解するのは看護師の責務である．また，看護師は，看護の受け手を人として理解する．

看護師に期待されることは，テクノロジーをうまく利用しながら，できる限り多様な方法で，相手（患者・家族）を理解することである．

全体としての人の概念

全体としての人という**概念の解釈にはさまざまなものがあるが，確かなことが一つある．つまり，人は人間であるということである．**

　概念の解釈は，世界観やパラダイムの違いにより変わる．例えば，専門職による実践としての看護にもさまざまな解釈がある．解釈は，その時代の支配的な考え方に左右される．つまり解釈は，その時代の一般的な理解のしかたである．そのような解釈がしばしば一般化された人間という概念を作りだす．人は人間であるということは明白である．以下に示すのは，医療実践に影響を与える一般的概念の排他性を示す例である．

　医学を含めバイオ行動科学では，「全体としての人」とは部分が統合したものと定義する．そのような生物学的，機械的な人間観は，実証主義の立場に立つものであるが，それは，部分から全体が構成されるという理解のしかたである．そのような考え方は，部分から成る人間を治療するという医学の特徴でもある．したがってそこでは，診療の目的は，部分を総合することである．例えば呼吸器や筋骨格，そして神経組織などの特定された箇所に対して，その悪い部分を解剖学，生理学，生化学，薬学などの諸科学に基づいて診断と治療を経ながら治していく．

　「全体としての人」に関して，別の捉えかたもある．それは，人間と環境の間に存在する相互性という観点から生まれるものである．それは，人を完全に予測することは不可能であるが，その瞬間瞬間の人は完全であり，たとえ欠損や障害があろうとも修正する必要はない（Boykin & Schoenhofer, 2001）．このような人間観では，幸福，生活の質，あるいは健康を評価するために不可欠な看護実践と，人々の共同体の幸福を展望するための看護実践を区別する必要がある．

　Martha Rogers（1970）は，「統一的な人間学」と呼ぶ人間理解の方法を提案した．この解釈では，人間の身体的性質は看護を必要とする人間という記述に影響を与えにくいとした．それは人間の可変性を強調している．人間を部分から成る存在として，その完全性や全体性が人間を人間たらしめている唯一の

基準であり，医療を必要とする唯一の理由である堅苦しい説明を否定するものである.

看護におけるテクノロジー

テクノロジーとは，目的のための手段，道具，あるいは装置と一般的に理解されている（Heidegger, 1977）. テクノロジーとはしばしば機械的なテクノロジーと捉えられているが，この本では，ヘルスケアに関連する人間行動を理解する一つの方法として捉える.

テクノロジーの定義はさまざまである. しかし，看護に適するものとしては，Heidegger の定義（1977）がある. すなわち，テクノロジーは，人間の活動であると同時に，目的を達成するための手段である.

心臓モニタはテクノロジーの装置であり，そしてそのデータを読むのは人間の活動である.

心臓モニタから得られた情報は，患者の健康と幸福を支える医療，および看護従事者の実践の基礎として利用される.

テクノロジーとは，人間的な目標を達成するための，人，器具，および手続きに関する一定の定めであるという Bush（1983）の定義をもとに，Sandelowski（1993）は，「テクノロジー依存」を，患者の健康管理のために器具やテクニックに依存することであると説明している. Cooper（1993）も，看護実践におけるテクノロジーの影響について論じ，機械的なテクノロジーの利用頻度が高い場所として集中治療室（ICU）を挙げている. すなわち ICU では，機械が患者の生命を支えており，患者ケアの管理には欠かせないものである.

看護におけるテクノロジーを扱う技術力とは，医療テクノロジーを利用し，患者を絶えずその瞬間瞬間に全体像を知り，理解することである. それは，利用できるテクノロジーをうまく利用して，持つ希望，夢，志を実現するために，何が重要であり，何が必要かを把握することである.

看護におけるケアリング

ケアリングを看護の重要な要素とするために，ケアリングをどのように定義するか，それを看護実践に活かすためにはどのような概念が必要かについて多くの関心が注がれた．また，専門職としての看護師には，テクノロジーを扱う能力が一層求められたので，テクノロジーとケアリングの二者について再考することとなった．そしてケアリングは，看護の中心要素であると考えられるようになった．今日，質の高い看護実践にはテクノロジーを扱う能力が必要であり，機械的なテクノロジーも不可欠である．

ますます複雑高度化する社会で，看護を十分に行うには，テクノロジーを扱う能力が必要である．それはケアリングに代わるものではなく，ケアリングの持つ側面の一つである．

看護におけるケアリングはさまざまに説明されている（Leininger, 1988; Watson, 1985）．看護におけるケアリングの諸問題（Jacono, 1993; Olson, 1993; Phillips, 1993; Swanson, 1993），ケアリングの属性（Roach, 1987），ケアリングの構成要素（Mayeroff, 1971）など，すべてケアリングの概念の重要性を示すものである．Lynaugh と Fagin（1988）は，ケアリングは看護を統合するものであり，看護を結びつける共通の輪であるという Leininger（1988）の理論を支持している．同様に Watson（1990）は，ケアリングは看護の道徳的理念であると主張し，Roach（1992）は，ケアリングは人間らしさであると述べている．

ケアリングにはいくつかの考えがあり，伝統的な看護としてのケアリング（Olson, 1993）や相互作用のプロセス（Phillips, 1993）としてケアリングは記述されている．Mangold（1991）は，ケアリングは自己実現のために認識的に，また感情的感覚において他者の成長を援助することとした．しかしながら，Noddings（1984）は，ある人が他者のことを完全に受け入れたときにケアリングは生じるとしている．ケアリングの相互作用は，ケアを提供する者とケアの受け手が相互に関わり合うことを必要とする．Phillips（1993）は，看護に

おけるケアリングとは，ケアを提供する者が相手のニーズに応えることである
と説明している．Boykin と Schoenhofer（2001）は，ケアリングとは，他者
のために，意図的かつ誠実に存在することと述べている．

　Cooper（1993）や，Jones と Alexander（1993），Ray（1987），Sandelowski
（1993）をはじめとする看護研究者によりケアリングの不可欠な部分として，
機械的な技術力の高さが主張されてきた．しかし，テクノロジーが強く求めら
れる所では，機械や器具に有能であることが看護におけるケアリングであり，
その能力がないことはケアリングの能力がないと言う人もいる．

看護におけるテクノロジーとケアリングの分離について

　看護の研究者や実践者は常に看護実践を理解し向上させる方法を追求して
いる．『看護におけるケアリングとしての技術力』というモデルは，Boykin と
Schoenhofer（2001）のケアリングとしての看護理論を基盤にしている．彼女
らは，看護は看護場面で生じると述べている．看護場面とは，看護する側と看
護される側の間で共有される生きた経験である．看護場面において，看護師は
看護の要求に耳を傾け，反応し，対処する．同様に，患者もまたケアする人と
して理解され，認識されようとする．看護師は，ケアする人を意図的に理解し
ながら他者の世界に入っていく．看護師の応答は，様々な状況下で創造される
特別なケアリングである．このようなケアリングのプロセスを通して，一人ひ
とりがケアする人として自分自身を表現し，テクノロジーの活用力も含めて，
技術力を向上させるのである．

　機械や器具は，強固で客観性をもち，予測可能なものであると Cooper（1993）
は述べている．それに対して人間は弱く，主観的で，予測できないことを特徴
としている．

　このように，専門職としての看護師は，テクノロジーを活用すると同時に，
看護を求める声に対して誠実かつ意図的に応えながら，人間の弱さに目を向け
る必要がある．誠実で意図的な姿勢は，ハイレベルな技術を要するケアの際に

現れる．そうすることで看護師は，ケアする人として，相手をよく理解するための活動に焦点を当てるのである．Burifitt らは（1993），重篤な病気の患者に対する相互のプロセスとしてのケアリングを説明した．それは，看護師と患者がお互いに経験を共有することで，お互いの心構えが同調していくというものである．

　看護のテクノロジーとケアリングは，看護実践の中核を成すものである．テクノロジーを扱う技術力は，例えば看護者が，道具や装具を利用して患者の身体的状態を判断する時に示される．しかし，技術的に優れていても，患者について他に何も知らない場合は，専門的知識を持つ看護師でも，単なるケアの提供者にすぎず，ケアの実践家とは言えない．看護におけるケアリングとしての技術力とは，患者を人としてよく理解することであり，テクノロジーとケアリングを調和させることである．

　テクノロジーの利用に優れていても，看護の視点がなければ，単なる有能な技術屋にすぎない．真剣にケアを提供する人達が知っているように，ケアリングを表現する方法は様々にある．例えば触れる，安心させる言葉がけ，あるいは求められた要求にすぐ応えることなどがある．

　専門的知識を持つ看護師は，相手を全人的に理解することを通して，自分自身のケアリングとテクノロジーに意味を見出すように努力し続けなければならない．テクノロジーとケアリングが調和し共存することで，看護実践は新しく生まれ変わる．医学や機械のテクノロジーが高度に発達することは，専門職や患者にとっても喜ばしいことである．しかしテクノロジーの発達によって，看護におけるケアリングがおろそかになってはいけない．専門職としての看護師は，技術的に有能になればなるほど，患者と強い関係を築くための新しい，そしてよりよい方法を見つけるであろう．それは，患者を一瞬一瞬，全人的に理解するために，うまくテクノロジーを利用する力なのである．

参考文献

Barnard, A. & Sandelowski, M. (2001). Technology and humane nursing care: (Ir)reconcilable or invented difference? *Journal of Advanced Nursing*, 34(4),

367-375.

Boykin, A. & Schoenhofer, S. (2001). *Nursing as caring: A model for transforming practice*. New York: Jones & Bartlett, National League for Nursing Press.

Burfitt, S., Greiner, D., Miers, L., Kinney, M., & Branyon, M. (1993). Professional nurse caring as perceived by critically ill patients: A phenomenologic study. *American Journal of Critical Care*, 2(6), 489-499.

Carper, B. (1977). Fundamental patterns of knowing in nursing. *Advances in Nursing Science*, 1(1), 13-24.

Cooper, M. (1993). The intersection of technology and care in the ICU. *Advances in Nursing Science*, 15(3), 23-32.

Gadow, S. (1984). Touch and technology: Two paradigms of patient care. *Journal of Religion and Health*, 23(63), 150-169.

Heidegger, M. (1977). *The question concerning technology and other essays*. New York: Harper & Row.

Hudson, R. (1988). Whole or parts—a theological perspective on "person." *The Australian Journal of Advanced Nursing*, 6(1), 12-20.

Jones, C. & Alexander, J. (1993). The technology of caring: A synthesis of technology and caring for nursing administration. *Nursing Administration Quarterly*, 17(2), 11-20.

Leininger, M. (1988). Leininger's theory of nursing: Cultural care diversity and universality. *Nursing Science Quarterly*, 1, 152-160.

Locsin, R. (1995). Machine technologies and caring in nursing. *Image: Journal of Nursing Scholarship*, 27(3), 201-203.

Locsin, R. (1998). Technologic competence as expression of caring in critical care settings. *Holistic Nursing Practice*, 12(4), 50-56.

Lynaugh, J., & Fagin, C. (1988). Nursing outcomes of age. *Image: Journal of Nursing Scholarship*, 20(4), 184-190.

Mayeroff, M. (1971). *On caring*. New York: Harper & Row.

Olson, T. (1993). Laying claim to caring: Nursing and the language of training, 1915-1937. *Nursing Outlook*, 41(2), 68-72.

Phillips, P. (1993). A deconstruction of caring. *Journal of Advanced Nursing*, 18, 1554-1558.

Porter, S. (1992). The poverty of professionalization: A critical analysis of strategies for the occupational advancement of nursing. *Journal of Advanced Nursing*, 17, 723-728.

Prout A. (1996) Actor-network theory, technology and medical sociology: an illustrative analysis of the metered dose inhaler. *Sociology of Health & Illness*, 18, 198–219.

Ray, M. (1987). Technological caring: A new model in critical care. *Dimensions in Critical Care*, 6(3), 166-73.

Roach, S. (1987). *The human act of caring*. Ottawa, Canada: Canadian Hospital Association.

Rogers, M. (1970). Introduction to theoretical bases of nursing. Philadelphia: F.A. Davis.

Sandelowski, M. (1993). Toward a theory of technology dependency. *Nursing Outlook*, 41(1), 36-42.

Swanson, K. (1993). Nursing as informed caring for the well-being of others. *Image: Journal of Nursing Scholarship*, 25(4), 352-357.

Watson, J. (1985). *Nursing: The philosophy and science of caring*. Boulder, CO: Colorado Associated University Press.

> この看護実践のモデルにおいて，人を理解することは最も重要な過程である．

第 8 章

看護実践のための人を理解する枠組み

By Rozzano C. Locsin

　看護実践は多くの過程によって導かれる．例えば，これらの過程は看護理論から派生するが，その一つは，「技術力により患者を理解すること」である．この過程には，その人をその瞬間に完全で全体として理解するために，看護のテクノロジーを適切に利用しながら継続的にデータ収集することが含まれている．

　かけがえのない人として他者を理解すること以上に重要なものはあるのか？

　人を理解するために，看護師は自分たちが持っているすべての手段を使い，人の看護に対する要求のすべてを収集，分析，解釈し，これらの看護への要求に対してどのように対処するかを考慮する必要がある．要するに，これらの活動によって，看護師は人を完全な人間として，また全体として継続的に深く理解することが可能になる．そのような力動的な過程によって，人を物としてみることを防ぐことができる．

　看護は精通した実践により，状況に対し力動的な展開をする．それは傾聴すること，理解すること，共にいること，手助けすること，信念を維持することが特徴である（Swanson, 1991）．以下の活動はその過程を示している．

- 　人は唯一の存在であることを理解し，それを評価（賞賛）すること
- 　ケアリング（ケアすること）において，看護の計画に参加すること
- 　実践と評価（看護の技術を使って人を理解するために不可欠で対等な関係を同時に築くこと）
- 　継続的なデータ収集を通してその人についての情報を確認すること

　看護実践の枠組みとして「人を理解すること」は，最も重要な過程である．看護において理解することとは，経験科学的，個人的，倫理的，審美的な範囲において同時に理解することである（Boykin & Schoenhofer, 2001, p. 6）．看護の場において患者を理解することは，絶え間なく変化する，力動的な循環的性質であることを実証する．アセスメント，介入，評価，そしてさらなるアセスメントに基づいた患者についての情報は，看護師が患者を理解すること，そして患者についてより深く理解することを促進させる．この理解する過程では，人は予測できないものであり，また刻一刻と変化しているものであることを念

頭に置く必要がある.

　看護師がある特定の状況においてのみ患者を完全に理解することができる
のは, 患者が自分自身の気持ちの中に看護師が入り込むことを認めた時のみで
ある. この時, 看護師と患者はお互いに継続的な理解が可能になる.

　患者が自身の弱さを見せることで看護への参加を促し, 看護師とケアの受け
手がお互いに理解する過程を継続することができる. Daniel (1998) は, その
ような状況で,「脆弱性を改善する看護師の仕事」を説明している (p. 191).
このようなケアリング場面において,看護師と患者はお互いにその人の持つ"弱
さ"を共有することができる.

　Daniel は「弱い人は看護ケアを求め, 看護師は弱い人々を探す」と断言して
いる (p. 192).

**看護師が患者の気持ちに入ることを許されるということは, 上下関係によって
「権力」をふるうのではなく,「対等」な相互契約である (Daniels, 1998).**

　当然, 患者が自分自身を理解している以上に看護師が患者のことを理解する
ことはない. それにも関わらず, 患者にとって効果的なケアを予測し, 看護を
計画する必要がある. その際, 看護師は患者を人というよりも, 物として捉え
がちである. そのような状況は, 看護師が患者を十分に理解していると思い込
んだときに起こる可能性がある. 全人的に人を理解する過程を用いることでそ
ういった状況は回避でき, 他者を理解する機会は無限のものになる.

　看護師が患者を理解していると思い込んで, 患者へのケアプランを作成する
ときに患者の物象化が起こりやすい. しかし, 理解することが継続的な過程と
して考えられ,「ともに力付ける」ことが重要視されると, 患者を物象化する可
能性は制限できる.

看護ケアの過程で人を理解すること

　リーダーズ・ダイジェスト百科事典 (1987, p. 932) によれば,「Know」と
いう言葉は十の動詞の定義があることは興味深い. そのうちの九つは, 看護に

おけるケアリングとしての技術力の目的と過程の意義に当てはまる.

1．感覚や気持ちを直接知覚すること
2．確信すること，疑いを持たず真実として認め受け入れること
3．能力を持つこと，技術を身につけること
4．経験を通して徹底的に実践的に理解すること
5．条件的であり制限されること
6．特徴と質を理解すること
7．区別することができ認識できること
8．精通し，なじみがあること
9．見る，聞く，経験すること

　動詞の「Know」は，看護の活動に関するものであり，活動の背後にある根拠を理解するという意味で行動する者が知識を持っているという概念を支持する．一方で，認知的視座から行動の焦点を説明するもう一つの概念として「Knowing」がある．驚くべきことに，リーダーズ・ダイジェスト百科事典（1987）では，それを形容詞として四つ定義している.

1．知識，知性，理解を所持する
2．秘密やプライベートな情報を暗示する
3．巧みな気づきや臨機応変さを持ち，実行する
4．計画的な，意図的な

　「Know」の動名詞である「Knowing」は，看護の過程である人を理解するための枠組みを提示する方法を表している．実践でこの言葉を使うことによって，看護実践の中で人を理解するための長い過程が明らかになる.
　看護師は，古くからの指示や手続きのような慣習に盲目的に従順するよりも，理論的な見通しから看護することが期待されている．一方で，現存している看護理論から派生した看護の過程は，看護師としての役割を規定し，看護師の仕事を慣習的にしている.

　看護師が実際に患者を理解することには限界があるが，テクノロジーを通してより多くのことを知ることができる，という理解も生まれる．テクノロジーを用いれば，解剖学的，生理学的，化学的，生物学的に患者の状況を理解することができることは事実である．これは「人とは何か」を表すものである．また看護師は全人的に人を理解することで「どのような人なのか」を理解することができる．それにも関わらず，人を理解することから得た情報はその瞬間においてのみ有効であることを我々は認識していない場合がある．それは，人の状態は刻々と変化しており，力動的で予測不可能である，という人間の実態を我々が認識できていない場合があるからである．

　患者が誰でどのような状況にあるかを理解することが，人が単に生理・化学的および解剖学的な存在以上の存在であることを確かなものにする．看護師はその人が誰であるかを理解することで，看護師のケアへの意図を明確にし（Locsin & Purnell, 1997），そして固定的でなく力動的に変化し続ける人を正しく継続的に理解できる．

　理解する過程はテクノロジーを利用するときにはじめて可能になると結論付けることもできる．しかし，これは必ずしも正しくない．例えばこの考え方では，看護はテクノロジーであるという考え方が支持された場合において，看護の活動，道具，機械など，効果をもたらす全ての場面でテクノロジーは正しく認識される．

　Sandelowski（1999）は，テクノロジーとしての看護，もしくは看護としてのテクノロジーの隠喩的描写とそれらの概念の記号論的関係を論じている．

看護実践を導く「人を理解する」という考え方には，理想的な処方箋や方向性がないという意味で，斬新である．

　もっと正確に言えば，Phenix（1964）によって説明され，Carper（1978）によって普及された，実践の中で多様な方法を使って人を理解することが，健全で正しい認識につながる．この過程を導くのは Carper（1978）によって定義付けされた経験科学的，個人的，倫理的，審美的の四つの基本的パターンである．これらのパターンは次のように認識される．

- ■　美的表現の利用
- ■　文書の利用
- ■　コミュニケーションの利用
- ■　看護師の継続的な認識

　このような理解することのパターンの中で，人気のある審美的なものは，物語の朗読，詩の朗読，視覚的表現（絵画，イラスト，ペイントなど），聴覚的演奏（声楽や器楽など）である．審美的な表現を利用することにより，看護師と患者は状況を追体験することができる．理解するための基本パターンを利用し経験を省察することは，学びを深め，理解するという看護の実践を助長し，看護の理論的視座を基盤とした専門的実践としての看護の価値を高める．

　看護におけるテクノロジーの利用は，高度な専門技術の習熟を必要とする看護活動を行う上で現代の要求として当然である．

臨床場面において期待される看護師の実践は機能的活動の大部分を占めている．現在の先進的技術の進歩は決して止まることはない．

　臨床看護は，人間に対する生物学的・機械的な視点が，説得力を持って看護実践を裏付けている臨床医療モデル（Smith, 1983）に根ざしている．しかし，人を理解するための過程は普及している．つまり，そのモデルは看護師が重要な決定をし，行動するための刺激，動機付け，潜在的な自律を与え，看護師に正しく全人的に患者を理解させる．

　このモデルは人を継続的に理解することを推奨している．このことは，人間をケアの参加者としてではなく，対象物としてみなす過程を防止する．ケアに参加することによって，患者は望みもしない必要としていないケアを拒否することができる．この関係は応答性を意味する（Hudson, 1988）．

　継続的に理解することは，認識された発見や情報をさらに深く理解することにより，看護を受ける人が誰か，どのような人かを正しく認識したいという看護師の欲望を満たすことになる．患者がケアへ参加することで，その人の人間としての希望，夢，願望を支持し，正しく認めることにつながる．

看護への要請と応答

　看護への要請とは，その人が希望，夢，願望を表現する方法である．それは，人が人間として肯定され，支えられ，認められることを求める方法でもある．看護師は一人ひとりの個性を尊重する．そうすることで，看護師はその人の全体性を維持し，高め，その人のためにあるいはその人とともに行動することで，その人の完全性を促進する．

　看護師は，患者の要請によって対応を変える．看護師は個々の要請への応答として患者を全人的に理解し，気持ちを込めて対応する．看護への要請は，希望や夢としてさまざまな方法で表現される．例えば，病院で患者が友だちと過ごしたいと望むことや，指が治って，うまく動くようになったらピアノを弾きたい，また家で安らかに死を迎えたいという終末期の願望もある．看護への要請が個別的であればあるほど，看護師は継続的にその人の一瞬一瞬を理解することになる．

　看護の応答とは，心電図モニタのような機械からその瞬間の人の生理学的な状態を理解することや，投薬管理，移送計画，他の医療専門職のサービスへの照会などで情報交換をすることである．看護活動は患者にとって直接的に働き，患者を中心として状態を把握し，患者の状態を維持・向上させる．そういった看護活動を通して，その瞬間ごとに継続的看護への要請に耳を傾けるようになる．

　単なるケアの対象としてではなく，人として人間を理解することへの純粋な意欲に基づいた看護実践に対して，大きな期待がある．看護師は純粋な意欲を通して，人間として生き，成長するために人の意図を認めるために想像的，独創的，革新的な方法を駆使することが求められている．テクノロジーに関する専門知識があってはじめて技術力を表現できる．

看護の視点から人を理解する方法

　ケアリングとしての看護（Boykin & Schoenhofer, 2001）の枠組みに基づく看護は，その瞬間に全人的に人を理解することを看護の焦点にすることでケア

リングとしての技術力を発揮する．すべての人間はその人の個人的な状態に応じてユニークに反応する．看護師は看護のプロセスを，"治療が必要な人"として分類するような固定観念を持たずに理解することが重要である．人間が人間として生きるために希望，夢，願望を持った人と認めることによって，看護はその瞬間に患者―看護師間に起こるケアリングとしてのプロセスとしてつながっていく．看護師は，患者を完全に理解するためにテクノロジーを利用する．そのことで看護師は患者を完全に理解することができる．経験科学的，個人的，倫理的，審美的に理解するための方法は，人を全体として理解するための基本であり，その目標を達成する可能性を高める．予想不可能でダイナミックな存在である人間は常に変化し続ける．この特性は，看護師が患者をその瞬間に全人的にかつ継続的に人を理解するように促す．

- ■　経験科学的に人を理解する際には，人の構造的な側面（すなわち生物学的，生理学的，化学や分子そして神経学など）と，それ以外の非構造的な側面から考える必要がある．その目的は，人の部分を合わせたものよりも，人としての全体像を理解するためである．
- ■　個人的に理解するとは，看護師と患者双方が看護の状況に貢献することである．患者と同じように看護師も自らの経験を提供し，看護師と患者の人間的な関わりによって，良好な関係を築くことができる．このような関係において，看護師と患者の間で看護の優先事項の一致が現れる．
- ■　倫理的に理解するとは，看護の過程や行動が正しいか間違っているかを判断することである．このようにして，看護師は正しい看護ケアを提供することができる．
- ■　審美的に理解するとは，看護師は，家族関係を含む患者の状況について十分理解することである．このように理解することで，看護師は表現豊かな看護ができる．

注．第3版において Locsin により増補．

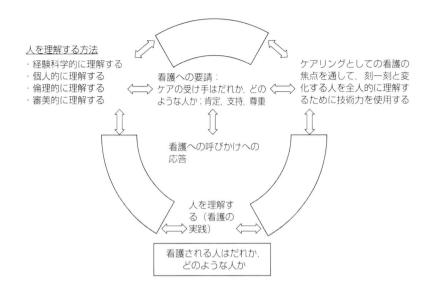

人を理解する方法
・経験科学的に理解する
・個人的に理解する
・倫理的に理解する
・審美的に理解する

看護への要請：
ケアの受け手はだれか、どの
ような人か；肯定、支持、尊重

ケアリングとしての看護の
焦点を通して、刻一刻と変
化する人を全人的に理解す
るために技術力を使用する

看護への呼びかけへの
応答

人を理解す
る（看護の
実践）

看護される人はだれか、
どのような人か

図 8.1　**看護実践の枠組み**

　図 8.1　看護は人を全人的に理解することを基本としている. 看護の実践は，その瞬間の人を全人的に理解するプロセスに基づいている. ケアリングとしての看護の視点（Boykin & Schoenhofer, 2001）を通して，人を理解する方法（Carper, 1978）や，その瞬間に全人的で完全な存在としての人を理解するために，専門的な技術を利用することは，同時に，看護への要請（全体としての人を肯定，支持，尊重すること）を正しく認識することに影響を与えている. また，看護の応答として，人の状態を維持・向上させるための看護活動にも影響を与える. 人を理解することは，看護の実践そのものである.

参考文献

Boykin, A. & Schoenhofer, S. (2001). *Nursing as caring: A model for transforming practice*. New York: Jones & Bartlett, National League for Nursing Press.

Carper, B. (1978). Fundamental patterns of knowing in nursing. *Advances in Nursing*

Science, 1, 13-24.

Danicls, L. (1998). Vulnerability as a key to authenticity. *Image: Journal of Nursing Scholarship, 30* (2), 191-192.

Hudson, R. (1988). Whole or parts-a theological perspective on "person." *The Australian Journal of Advanced Nursing,* 6 (1), 12-20.

Phenix, P. (1964). *Realms of meaning.* New York: McGraw-Hill.

Reader's Digest Illustrated Encyclopedic Dictionary. (1987). Pleasantville, New York: The Reader's Digest Association, Inc.

Roach, S. (1987). *The human act of caring.* Ottawa, Canada: Canadian Hospital Association.

Reed, J. & Ground, I. (1997). *Philosophy for nursing.* London: Arnold Press.

Sandelowski, M. (1999). Troubling distinctions: A semiotics of the nursing/technology relationship. *Nursing Inquiry,* 6, 198-207.

Smith, J. (1983). *The idea of health.* New York: Teachers College Press.

Swanson, K. (1993). Nursing as informed caring for the well-being of others. *Image: Journal of Nursing Scholarship,* 25 (4), 352-357.

第　3　部

ケア現場へのモデルの実践的応用

科学と先進技術を避けて通ることはできない．しかし，我々がそれらをコントロールする手段は，必要とされるものには程遠い．我々は，肉体的，個人的生命にしがみつくだけでなく，人間性に注目するべきである．我々が敗者になる兆候がある．

第 9 章

テクノ・サピエンスとポスト・ヒューマン：

看護，ケアリング，テクノロジーとは

By Rozzano C. Locsin

　身体的に機能的な特徴を持つことが機能的な人間であり，簡単に区別され定義される．では，もし，その機能的な人間が，人間としての機能を永久的にする機械的もしくは電子部品を持っているとすれば，それはどのようなものだろうか？この種の人間は人間と言えるだろうか？テクノロジーがますます進歩するにつれ，人間の特性と特徴を強化する，より人間らしい機械的もしくは電子部分が提供されてきている．

　今日ではこれまで以上に，看護の日常実践は分析され，現実的で機能的な臨床業務として単純なルーチン業務に追いやられている．技術的な専門知識や人の機能に影響する技術力が求められている．経済的利益や満足のいく結果を残すのなら，一般的でもっと効率の良いものが供給される．

　それにも関わらず，欠くことができないケアを必要とする人々を，その瞬間に全体像として完全に理解するための意図的で信頼できる臨床実践としての卓越した看護は，人としてより人生を充実したものにするために極めて重要である．いわゆる我々が人生と呼ぶ，人の側面を大切にすることは，看護の実践に不可欠である．これらの不可欠な要件の一つが，人間の知性である．

人工知能

　1966年のSF小説である「The Moon is a Harsh Mistress（月は無慈悲な夜の女王：月は厳格な女教師）」の中で，Heinlein（1997）は，自己認識を得たコンピュータの生涯を描いている．Mycroftという名前のコンピュータは見たり，聞いたりすることができる．彼は金属や回線で出来ているにも関わらず，人格があるので，他人との相互作用によって，みんなを納得させることができる．例えば，Mycroftは自己認識についてこう言っている．「高分子から人間の脳へと進化する過程のどこかに，自己認識が忍び込んでいる．心理学者は，脳が非常に多くの関連した経路を取得すれば，自然に自己認識が起こると言っている．その経路がタンパク質であれ，プラチナであれ問題はない（p. 12）」．

　その16年ほど前，1950年に，Turing（1950）は，「機械は考えることができるのか？」（p. 433）と問うた．Turingは，将来機械が知能を持つと考えた．彼は，機械は知的で考え深い統一体であり，公平な質問者である人間をうまく

だまして信じ込ませることができると述べている．Turing は，コンピュータや機械が知能を持って考えることができるかどうかについて強い主張はしなかったが，時間をかけて，人間の大人と同様のレベルまで人間と対話できるようになる，学習機械を作るためのガイドラインを作成した（Turing, 1950; Moravec, 1999）．

　Altman（1997）は，知的行動の四つの一般的な特徴について概説し，Turing の知能に関する理論を拡張した．まずは，柔軟性である．柔軟性には，問題に対する自動修正と新しい解決法を選択する能力がある．二つ目は，多様性である．この能力は，同じ問題に対して多くの解決法を示すことができる能力である．三つ目は一般化であり，新しい，異なった状況に対して適応できる包括的な解決能力である．最後に，洞察であるが，洞察とは，与えられた状況の中で適切な行動を決定するための試行錯誤的な試みをせずに，学習曲線から突然の変化に対しても行動できる能力である．

　マサチューセッツ工科大学，人工知能研究室研究員の Brazeal 博士は，Kismet プロジェクトについて述べている．Kismet は，顔の表情や頭や目の位置，声のトーンなどを通して，人間のように対話する社交的機械である．Kismet はまだ英語を知らないが，彼はちんぷんかんぷんな言葉で「話す」ことができる（Brooks, 2002）．このプロジェクトの目標は，人間が学習するのと同じ方法で，社会相互作用を通して学習する機械を作ることである．Kismet は，人々を何時間も会話に夢中にさせることができたが，夢中になれなかった人もいた（Brooks, 2002）．

Kismet が社会的相互作用の上で人間的なふるまいを学んでいるという事実は，Kismet を人と呼ぶに値するのだろうか？

　言い換えると，Kismet は単に空想上の特殊な機械なのであろうか？それとも両方なのだろうか？

人間，人

Pollock（1989）は，人の概念は，さまざまに異なった生理機能（構造）を含んでいるとした．拡大解釈すれば，「もし，人との相互作用によって理にかなった人間の構造を適切に模倣していれば，それは人である」（p. 111）．このような模倣は人間に似た特徴を人間であるための必要条件とするが，Blackmore（1999）は，人間の心の特徴として「ミーム（meme）」の概念を提唱した．それは，「遺伝子によらない，模倣によって人から人へと伝えらえる文化の要素（古英語辞典）」である．Dawkins（1999）は，特に両親の役割分担や尊敬する人の行動を無意識的に模倣するような，人間の行動を熟知することが「再現すること」であると暗示している．したがって，この定義によれば，適切な方法で行動することを通して世界と関わるものは，人間であると定義してもよいかもしれない．この実態がとる形態は問題ではなく，人間の理性的な考えを行う完全なコンピュータである可能性も大いにある．生理学的なことは重要ではないのだ（Pollock, 1989; Turing, 1950）．

何が人を定義づけするのか？肉体か，知性か，感情か，もしくはそれ以上のものか？肉体的に人間または機械であるかが問題なのか？肉体的というのは，物理的な外見の奥にある真実の知性から我々の注意をそらしているだけだという論議なのだろうか（Turing, 1950; Pollock, 1989）．

テクノロジー，看護，ケアリング

Brazeal（2001）は，多くの人が，テクノロジーが人の人間性を奪うのではないかと恐れていると警告した．この声明は，看護される側の人を理解する上で特に重要な問題と認識されている．テクノロジーは，本質的にどんなものでもより効率的になるように強化する性質がある．この考え方は看護の実践に関しては重要である．Sandelowski（2000）は，このテクノロジーの明確化に取り組み，テクノロジーとしての看護，看護としてテクノロジーを再考することを提案している．

技術の進歩によって看護実践と看護理論に新しい課題が提示されている．我々が思い描いているような意識を持つコンピュータの概念はまだ現実のものではないが，我々人間は急速に機械的になりつつある．

　置換可能な人工部品や機械的部分の利用が増え，また高度な生命維持手段の利用が増えることは，看護師に看護実践の焦点としている人間の意味を再考させる．

　全体としての人が看護の焦点である（Boykin & Schoenhofer, 2001）．我々が理解している「人」とは，その構成特徴，説明が全体性の見解から構成されている人間のことである．このような全体性の見方は看護理論を基礎づけるパラダイム内の概念化から導き出されたものである．Parse（1993）は全体性について二つの異なる説明を提示している．全体性の枠組みの観点では，人間は全体として，また，様々な構成部分の総和として描写される．この視点では，影響を受け，研究されている部分を通してその人を知ることができる．同時性の観点では，人間を部分の総和ではなくそれ以上の存在と考え，特質や身体的部分の構成に関わらず，人物を肯定し評価する考え方である．

　伝統的な看護では看護を実践の基盤となる実体的知識として評価することよりも，むしろ，全体性のパラダイムから人間を評価することが一般的で実践的である．部分の複合体として人間を捉えるという典型的な理解は，徐々に看護においては時代遅れになりつつある．

テクノロジーは，医学的に脳死と診断された後でも，身体のパーツの整形や交換延命を可能にした．

　技術の進歩は，技術による体の部分の置換や機能の延長に焦点を当てることで，人を全体としてみる考え方を変えようとしている．それは，全体として人間をとらえる理解を変化させる可能性があるかもしれない．

　人工知能とロボットテクノロジーの進歩は，人としての人間がどうあるかという伝統的な概念に，近い将来，確実に脅威を引き起こすだろう．

テクノロジーの進歩によって開かれた人間の条件とポスト・ヒューマン

　看護の第一の焦点は，その人を人間として理解することである．「人」と記載するには，さまざまな定義が存在する．多くの看護理論の基本的な基準は，人とは全体的で完全な人間であるとされている（Boykin & Schoenhofer, 2001）．機械や交換された部分を持つ人に対する現代的な評価やテクノ・サピエンス（機械人間），ネオモート（生きる屍），サイボーグ（人造人間）のような人間の後にやって来るもの（ポスト・ヒューマン）を将来評価することは，人という概念に挑戦する典型例である．そのため，人間らしさの特徴は，看護において焦点をおく人の理解をさらに高める重大な判断基準となる．人とは「誰」なのか？「何」なのか？看護師はどのように人を理解するようになるのか？看護において理解することとは，人を全体として肯定し評価することなのだろうか？他方では，単に看護は人々のそれぞれの部分（パーツ）と人の総体を理解することだろうか？

トランスヒューマニズム：
テクノロジーの進歩によって開かれた人間の条件

　Tudge（1996）は，「人間が，アインシュタイン，シェークスピア，モーツァルト，ダーウィン，鳥のゴジュウカラやポケット電卓等々の資質を兼ね備えてはならない先験的な理由はない」と述べた．「実際，そのような範型が一般的と見なされないという理由もない（para. 29）」と述べた．

　テクノロジーの進歩によって開花された人間の本質は，人間がありとあらゆる方向に発展し続けることができ，発展すべきということである．進化によって人間らしさや体や心がつくられ，それは素晴らしいものだが，当然完全なものではない．それらは多くの方法で改良できる可能性があり，科学やテクノロジーを使った合理的方法で実行することができる（Tudge, 1996）．そして最後には，我々はもはや人間ではなく，ポスト・ヒューマンになるであろう．

ポスト・ヒューマン

　ポスト・ヒューマンにとって，主な検討事項は身体化である．勇敢にも新しいポスト・ヒューマンの世界に飛び込む時，身体は捨てられる進化のお荷物とみなされるべきなのだろうか？これは，必ずしも悪いことだろうか？今でも，すでにある部分を改良するために，人々は喜んで古い部分をより新しいものに置換することを望んでいる．

　Moravec（1999）は，人々が普通に機械や生物学的方法を用いて生きる未来（自分を完全にするために体の部分を置き換えること）を思い描いている．しかし，それによってできあがった人間は，自分たちを人間と呼ぶ権利を放棄しなければならないとしている．

　Hayles（2000）は，「人間の存在を可能にする本質的な基盤としての肉体的外観を消し去ることなしに，ポスト・ヒューマンを表現し，作成する方法を見出すことが，今や極めて重要である」と宣言している．ポスト・ヒューマンの外観には，さまざまな多様性がある．すなわち視力，呼吸，聴力，発声構造を持つ頭部を持ち，しばしばポスト・ヒューマンは独創的な外観を持つ．

おそらく，人類をこのまま持続するかあるいはさらに進化するかに関して，トランス・ヒューマンもしくはポスト・ヒューマンとして，可視化するという考えを表現したいという人間のニーズなのだろう．

テクノ・サピエンス，ネオモート，サイボーグ

　人間と機械の融合体であるテクノ・サピエンスはポスト・ヒューマンを体現するものの一つである．Calonius（1996）は，人類とテクノロジーの進化の道が重なり始めていると述べている．この人類とテクノロジーの新しい関係では，テクノロジーは人間の可能性を，限界を超えて拡大することができる（Calonius, 1996）．テクノ・サピエンスという用語は，物理的に優れ，自然を超えた知覚的能力を持つ肉体と，テクノロジーの産物としての人種を思い起こさせる（Calonius, 1996）．

サイボーグ

　1960年，ClynesとKlineがNASA（米国，航空宇宙局）のために書いた宇宙旅行の未来に関するレポートでは，宇宙旅行のために人間が自分たちの能力に合うように環境を変えることはできないが，代わりに宇宙環境に人間を適応させる未来を思い描いている．彼らによると，宇宙飛行への挑戦が，人間の進化に能動的役割を果たすことを促すものだと述べている（Clynes & Kline, 1960）．テクノロジーや化学，生物学，電気科学の進歩により，マン・マシン・システム（人間と機械を組み合わせたもの）を開発して，それを用いることで，人間はある程度自己調節できるようになる（Clynes & Kline, 1960）．

　これらのシステムにより，我々の身体は，長い宇宙旅行や探検の厳しさを乗り越えることができるようになる．しかし，生命を保証し，これらの追加システムをチェックする必要性から人間を解放するためには，探求し，創造し，考えたり，感じたりすることから人間の手間を省く必要がある．そのため，このシステムは自己制御でき，自動化されていなければならない．

　ClynesとKline（1960）は，これについて記述するためにサイボーグという用語「恒常性維持システムとして無意識に機能して，外在的に拡張された組織複合体」（p. 27）を提案した．言い換えると，サイボーグはサイバネティックスのコンビネーションで，複雑なエレクトロニクスと自動的な神経系コントロールによる生物である（Principa Cybernetica, n.d.）．

　それ以来，Harawayを含む多くの他の研究者が，サイボーグの現象について研究している．彼女の「サイボーグ宣言」（1991）では，サイボーグを動物であると同時に，機械である生物として定義している．しかしHarawayは，サイボーグはある種の機械であり，またある種の生命体であると特定した（Haraway, 1991）．彼女は，多くのサイボーグは作り物であるが，それは社会的に現実性があるとも述べている．特に彼女は，現代医療はサイボーグが実在する源となると考えているが，一方で20世紀後半には，人間と機械を組み合わせたハイブリッドサイボーグが存在することは，誰もが映画の中で知っており議論されてきているとしている（Haraway, 1991）．

すべてのテクノロジーが融合された人間がサイボーグではない（反対の意見の人も多いだろうが）．ペースメーカーを植え込んだ人はサイボーグかもしれない．ペースメーカーが効率的に機能していることを確認するためには，技術者は定期的にその機械をモニターし調整しなければならない．ペースメーカーと患者の間に，無意識で行われる完全なフィードバック機構は存在しない．

　埋め込み型浸透性ポンプをつけた人はサイボーグであると考えられるかもしれない．ポンプは，ある生理学的，生化学的マーカーにより体内の変化を検出するように設定されており，適切に全体の恒常性を保つように適切な量の薬物や生理活性物質を直接器官やシステム系に投与する（Clynes & Kline, 1960）．これらの機能は，人のためにずっと誰かが管理していなくても行われる．このような技術は既にインスリン・ポンプの形で人に用いられている．

ネオモート（Neomorts）：新しい死体

　サイボーグ・システムでは，正常な人体では耐えることができなかった状況下で，複雑な機能を成し遂げる機械システムが生命を維持する．しかし，現代医療の進歩により，医師や看護師が，患者らを機械につなげることによって呼吸させ，心臓を動かし，彼らの細胞に水分を与えることによって，生命を維持できるようにした．テクノロジーは，すべての脳の機能がなくなってしまっても，体は生理学的にずっと生き続けることを可能にした．

　1974年，Gaylinは，そのような状態で人体を保てば，生理的な再生能力があり，その結果，それらを再生可能な資源にできる可能性について詳しく述べた．Gaylinは，内蔵機能が完全に保持され続け，生命機能が維持されている新しい屍体，ネオモート（neomort）と呼ぶことを提唱している．ネオモートは，栄養を受け，看護され，身だしなみを整えられることにより，何年もの間，呼吸し，排泄し，脈を打つ温かい身体である（Gaylin, 1974）．

　素人には，ネオモートは昏睡状態の患者と区別が付かないだろう．Gaylinは，そのうえ，ネオモートが維持されている場所，bioemporiums（生物市場）と

呼ぶ病棟やユニットを建築することを提案した．これらのネオモートは，更新可能な生物学的資源（血液や骨髄，軟骨，皮膚は採取され，ホルモンや抗毒素，抗体を製造する）の安定した供給源となる（Gaylin, 1974）．そして，それは，定義上中枢神経系の機能はないため，神経機能以外の医学的評価の研究にも用いられる（Gaylin, 1974）．

人間とはなにか？

人類のポストモダニズム的展望もまた人間であろうか？これは我々を根本的な質問に引き戻す．人としての人間とは何か？

究極的には，看護師が継続的に考えなければならないことに，「看護師が将来看護する人は誰だろうか？看護の対象が，さまざまな部分を持った人間，つまりポスト・ヒューマンであったとき，看護師は何を理解し，何を検討しなければならないのか？」がある．

前述の質問の答えを導く試みは，看護実践の焦点は，「人を知ること」であり，それが看護実践を理解することである．先に述べたような人が人間らしく生きるとき，その人が誰であり，何であるかを知ることによって看護実践は存在する．それにもかかわらず，看護の一般理論である『ケアリングとしての看護』（Boykin & Schoenhofer, 2001）で想定されているように，すべての人は，その瞬間において全体的で完全な存在であるという概念は，その瞬間において全体的で完全な存在である人を知るという看護実践を有意義に導いている．

ケアリングとしての看護

看護が学問分野であり実践職業であるという前提は，実質的な知識としてのケアリングの理解を導くと思われる（Boykin & Schoenhofer, 2001）．看護の焦点は，ケアを通して人の全体性を育むものである（Florida Atlantic University Philosophy Statement, 2002）．すべての看護は，看護の状況がある場面でその瞬間に行われる．これらの状況は，ケアリングが始まり，そして徐々に出来上がっていく経験の中で，人間的なものとして看護する側と看護さ

れる側の間で共有された生きた経験であり，ケアリングの中で生きること，ケアリングの中で成長することとして表現される（Boykin & Schoenhofer, 2001）．

　看護の場面はさまざまであるが看護に関するさまざまな記述が存在することも事実である．これらの中には，Wiedenbach の「援助の技術としての看護」（Wiedenbach, 1984），Roy の「さまざまな内外の刺激に対して適応を促進すること」（Roy & Corliss, 1993），Rogers の「変化への参加を知る」などである。これらの実践の視点は，看護の実践が看護と健康にとって真に不可欠な要素として，その実践の正当性と批判を考えるために，本質的な理論的視点の明確化が必要であることを宣言している．

　ケアリングは，看護に特有のものではないが，それは看護の中に確実に存在する（Roach, 2002; Boykin & Schoenhofer, 2001）．ケアリングは，人間の生き方であると定義されている（Roach, 2002）．Roach の声明は，ケアリングの一般的な理解，経験，実践を強調している．重要なことは，看護実践の現場で展開されるケアの独自性を示していることである．ケアリングは，生き方として，優れた看護実践に影響を与える．看護する意図をもって，その人を全体像として完全な存在として認めることになる（Roach, 2002; Boykin & Schoenhofer, 2001）．Roach が人を人間として評価するように，看護とはケアリングは看護する側と看護される側との関係において，「人間の存在」を認識することである．

　Leininger（1992）は，Roach と同様，看護の基本的特質はケアリングであると宣言した．ケアリングは実践であり，他者との在り方である（Mayeroff, 1971）．このケアリングのダイナミズムの中でケアする人もケアされる人も，時間をかけて人として成長していくのである（Mayeroff, 1971）．ケアリングは，対人関係においてのみ効果的に実践することができる（Watson, 1999）．ケアリングの過程を通して，人間性は，他の人の人間性に反映される（Watson, 1999）．看護の学問としての存在論は，Newman, Sime, Corcoran（1991）が強調しているように人間の健康経験におけるケアにある．私たちが看護を知り，理解するようになるのはケアするときである（Boykin & Schoenhofer, 2001）．

　このような観点から，Boykin と Schoenhofer は，看護における知識開発の

実質的領域として，ケアリングを統合することを強調している．看護が関心を抱く現象は，看護する側と看護される側のあいだに生じる「ケアリング」である（Boykin & Schoenhofer, 2001）．看護する者とされる者の間で展開されるものとして看護を理解することは，過去から現在，そして未来へと生の軌跡を描いて生きている人を全体的に認めるものであり，医療にとって不可欠な看護実践の価値を表している．

要約

人間の生命の維持のための驚異的なテクノロジーの出現は，ケアリングの視点である人を全体として見る考え方と，様々な方法からみて看護がケアリングの学問であることを強調している．

　看護理論は，人間をその瞬間において全体で完全な存在ととらえること，看護師と看護される人との間で生じる看護の視点，および生活の質の観点から見た健康の評価など，時代の流れに沿っている．これらの概念を総合的に理解することで看護がどのように理解され，実践され，医療に不可欠であるかについて理解することができる．

　看護は人間の健康体験におけるケアである（Newman, 1997）．看護の焦点は人である．ケアリングとして看護の見方によって，人はみな，彼らの人間らしさの美徳によってケアすると理解される（Boykin & Schoenhofer, 2001）．看護が生じる瞬間（看護場面の）の中心は人である．健康とはケアを受ける人々によって解釈される生活の質である．看護は継続的に全人的に人を理解する実践である．

　特に現代の医学や看護実践におけるテクノロジーの進歩は，私たちの人間性の定義に対する継続的な取り組みになる．

私たちがポスト・ヒューマンにより近くなるとき，ケアリングの看護理論はこの人についての理解に対応できる柔軟性を持たなければならない．

　従来，看護ケアの中心は，人間を対象としてきた．しかし，将来テクノロジーが進化するとき，私たちは，サイボーグ，ネオモート，および他のテクノ・サピエンスをケアリングの受け手とみなすだろう．その時，看護はどうなるのだろうか？

参考文献

Altman, I. (1997). *The concept of intelligence: A philosophical analysis*. New York: University Press of America.

Bell, J. (2002). Technotopia and the death of nature. *Earth Island Journal*, 17(2), 36-39.

Boykin, A., & Schoenhofer, S.O. (2001). *Nursing as caring: A model for transforming practice*. New York: Jones & Bartlett, National League for Nursing Press.

Brooks, R.A. (2002). Flesh and machines: How robots will change us. New York: Pantheon.

Calonius, E. (1996, July 8). Techno sapiens: The convergence of humans and technology. *Fortune*, 134, 73-76.

Clynes, M.E. & Kline, N.S. (1960). Cyborgs and space. *Astronautics*, 26-27, 74-76.

Gaylin, W. (1974). Harvesting the dead. *Harper's Magazine*, 249(1492), 23-30.

Haraway, D.J. (1991). Simians, cyborgs, and women: The reinvention of nature. New York: Routledge, Chapman & Hall.

Hayles, K. (2000). Visualizing the posthuman. *Art Journal*, 59(3), 50-54.

Heinlein, R.A. (1997). *The moon is a harsh mistress*. New York: Tom Doherty Associates.

Mayeroff, M. (1971). *On caring*. New York: Harper Perennial.

Moravec, H. (1999). *Robot: Mere machine to transcendent mind*. New York: Oxford University Press.

Newman, M.A. (1994). *Health as expanding consciousness (2nd ed.)*. Boston: Jones & Bartlett.

Newman, M.A., Sime, A.M., & Corcoran-Perry, S.A. (1991). The focus of the discipline of nursing. *Advances in Nursing Science*, 14(1), 1-6.

Parse, R. (1993). Human becoming: Parse's theory of nursing. *Nursing Science Quarterly*, 2, 35-42.

Pollock, J. (1991). *How to build a person*. Cambridge, MA: The MIT Press.

Principa Cybernetica Web. (n.d.). Cybernetics. Retrieved August 15, 2003, from http://pespmc1.vub.ac.be/ASC/CYBERNETICS.html

Roach, M.S. (2002). *Caring, the human mode of being*. Ottowa, Ontario, Canada: CHA Press.

Rogers, M. (1970). *Introduction to the theoretical basis of nursing*. New York: F.A. Davis.

Roy, S. & Corliss, C. (1993). *The Roy adaptation model: Theoretical update and knowledge for practice*. In M. Parker (Ed.), Patterns of nursing theories in practice (pp. 215-229). New York: National League for Nursing.

Tudge, C. (1996). The future evolution of homo sapiens. *Earth*, 5(1), 36-40.

Turing, A.M. (1950). Computing machinery and intelligence. *Mind*, 59(256), 433-460.

Watson, J. (1999). *Nursing: Human science and human care*. New York: Jones & Bartlett.

Wiedenbach, E. (1984). *Nursing: A helping art*. New York: Springer.

「瞬間における全体性」としての人間の概念は，興味深い．人間が次の瞬間に不完全になるという意味ではなく，むしろその時々に完全性や全体像が表現されるという意味である．

第 10 章

ケアリングの事例：

人を理解するための回想的要約

By Rozzano C. Locsin

その瞬間の全体としての人
～　事例 1.『集中治療室の中のタコ：看護の回想』からの抜粋
Marilyn S. Juergens, RN, BSN（私信）　～

　私の 25 年間の看護実践は，外科医療の現場から始まった．救命医療分野の看護師になることが私の夢であった．ある日，私の夢を知った担当の看護スーパーバイザーは，すぐに病院内に 24 床ある集中治療室に私を連れていってくれた．勤務時間が終わるころ，私はすぐに集中治療室でオリエンテーションがあることを告げられた．素早い対応であったので，私はとてもワクワクした．

　しかし，臨床現場の状況は今までに経験したことのないほど深刻なものであった．患者は複数の問題を抱え，病状はとても悪かった．私は不慣れで複雑な現実を目の当たりにした．オリエンテーションでは，機械や道具の使い方について，現場で直接説明を受けた．興味深いとはいえ，その雰囲気に圧倒された．

　この経験は新しい挑戦へと繋がった．

　一つ確かなのは，看護師として不慣れな場所と人に囲まれ，不慣れな状況で物事に対応することに緊張していたことだ．患者や他の医療の利用者でも，そのような不慣れな状況下にさらされたときには同じように緊張するだろう．

　集中治療看護の現場での経験はさらに増えていった．毎日が異なった挑戦であった．私は病院内の集中治療看護の最前線にいる一人であった．24 床が 32 床に増床され，やがて病棟全体の改装が行われた．私の役割は，スタッフ看護師から，病棟における看護師の指導役割を担うリソース看護師，指導看護師（プリセプター），病棟コーディネーター代理へと広がっていった．これらの役割の中で，私の希望はプライマリ・ケアを担当することであった．

　集中治療病棟での経験を通して，私はケアリングについてたくさんの学びを得た．患者の容態が急変し，人員配置が求められるようになっても集中治療分野の看護は私にとって究極の分野だと信じていた．私は他の分野で働く気持ちはなかった．

　では「なぜ私は集中治療病棟を離れたのか？」．自分はいつも夢見ていた実践の現場を辞めるなど想像もできないほど患者のケアに没頭していたのだ．私は患者への直接的なケアができなくなるといった理由で，病棟コーディネータ

一への昇進を何度も断っていたことを覚えている．指導看護師にもなりたくなかった．私は重篤な患者へのケアを希望していた．私はいつも指導的看護師だったし，休みが必要だという言い訳をした．しかし，この言い訳によって私は罪悪感を抱いていた．なぜなら私が新米だった時と同じように，集中治療病棟の新米看護師もサポートを必要としていることを知っていたからである．

　私は「ケア＋質」と呼ぶような質の高いケアを患者に提供したいと思っている．そして，できる限りの最高のケアを提供してきた．重症患者の担当になれば，その挑戦を喜んで受け入れた．新しい動向について学ぶことに興味があった．新しい専門技術が導入されると，すぐにそれに適応した．そのことを患者へのケアを向上させる学びの機会と捉えた．17 年間このことを続けてきた．病棟看護師長が言うには，一般的には 10 年から 12 年ぐらいで集中治療病棟の看護師は異動していくそうだ．私は仕事関係の不満がたまっていたときでも，2,3 日休めば問題を解決していた．集中治療病棟を辞めようとは，決して思わなかった．うまくやっていると感じていた．

　私は重症患者を担当し続けていた．当然のように，それらの患者はあらゆる目的で，治療，モニタリング，診断，予防のためにさまざまな装置につながれていた．いくつかの装置は研究に使われ，製品評価に使われているものもあった．最後の手段として使われる機械もあれば，もはや生命維持ではなく，機械的なサポートのために使われる機械もあった．

　私は，以前にもまして多くの機械を使う仕事に責任を感じるようになった．以前は外部の機関が技術者を派遣し，集中治療室内の大動脈内バルーンポンプ（IABP）のような高度な技術を必要とする機械を管理していた．その後，専門機関による維持管理コストが高いことを理由に，派遣が止められた．看護師の中で中心となるグループが，患者のケアをより良いものにするために IABP の操作の訓練を受けた．これは成功した解決方法であった．私は最初に訓練された 10 人の看護師の一人であり，とてもうまく機能していた．患者に IABP が必要なときはすぐ，訓練された看護師が対応できた．

　しかし，このことにより集中治療室の仕事は変化しなければならなくなった．患者は集中治療室以外の心臓カテーテル検査室，手術室にいるかもしれないし，もしくは別の病院から転院してくるかもしれない．特別に訓練された集中治療

室の看護師が必要な場面ではいつも対応しなければならなかった.

　自分の仕事における最も重要な分岐点は，ある心筋症患者のケアをした時であった.　彼は 50 代前半で，心臓移植が必要であり，重篤で生理学的にとても不安定な状態であった.　彼は呼吸器を使用し，すべての種類の装置と体幹・手足に複数のカテーテルがつながれていた.　彼は LVAD と呼ばれる左室補助人工心臓を付けていた.　集中治療部門の看護師全員が，LVAD を付けた患者のケアに関する講習を受けていた.

　大きなチューブが彼の胸に取り付けてあった.　100 単位以上の血液製剤が投与され，複数の緊急薬剤と大量の輸液が投与されていた.　彼は毎日手術室に運ばれ，監禁状態であった.　少しずつ，彼の身体機能は低下し，彼の体は反応しなくなっていた.　初めから長く生きられるとは思っていなかったが，結局，私たちは彼を失った.　患者と彼の家族がこの状況をどう受け止めたかは想像を絶する.　患者はもはや，来院した時の面影はなかった.　私は彼を見たとき,「私たちはこの人に何をしたのだろう」と思った.

　その時以来，私の考え方が変わった.　私は，多くの機械に囲まれて働いていると，看護から遠ざかっていくような気がした.　患者ケアの中心が変わりつつあったので患者中心よりも機械を重視する処置中心になることを恐れた.　発達した専門技術の背後にある力はとても強く，私はそれに飲み込まれるのでないかということが怖くなった.　これは残念なことであったが，私は辞めたかったのだ.

　機械操作ではなく，ケアリングや看護をしたいという強い希望が，私に集中治療室から離れることを決心させた.　持続的透析のためのトレーニングを命じられたときには，私は静かに抗議した.　私は集中治療室に別れを告げるときが来たのだと思った.

　集中治療室を去ることは,「ケア＋質の高い」患者ケアを提供するために，これ以上患者につながれた装置，ボタン，スイッチ，機械を操作したくないという無言の宣言であった.　しかし，さまざまなチューブやホースが患者につながれた時，タコを想像してしまうのだ.　触手が私の行く手を阻む.「私が任されているケアを提供するための患者はいったいどこにいるのか」と自問したものである（Juergens, 2001, 私信による）.

臨床経験における回想

～　事例 2 : K 氏のケアの回想　*Meg Goddard*　～

　次の事例は，K 氏が受けたケアについての回想的要約とその経験によって得られた学びの機会である．①その人個人を理解する②経験科学的に理解する③倫理的に理解する④審美的に理解する（Carper, 1978）という四つの人を理解する方法を活用することで，ケアの内容は生まれ変わる．この回想的要約は，「救急治療の場での看護状況」の課題である．Marion Goddard 女史の許可を得て文章を要約し掲載した．

個人的に理解する :

　K 氏がこの日の担当した患者だった．彼は先週も私の担当患者だったが，あまり話ができなかったことを私は申し訳なく思っていた．K 氏は息切れでぐったりしていたので，あまり会話ができなかった．彼は肺炎と診断されたので，安静にするのが一番だと思った．息切れの原因が心不全によることも知っていた．

　この看護の状況において，過去の K 氏へのケアの経験が，私の K 氏への理解に役立った．彼とともにいることが私のケアリングを表現するよい方法だということを知っていた．私は忙しく業務を遂行することが，私たちの患者へのケアリングの関心をそらすことになることも理解していた．

　私は K 氏をケアする過程で，うっ血性心不全を発症した二人の高齢の友人をケアした経験も活かすことができた．一人は 85 歳の高齢の未亡人で独り暮らしだった．主治医は，彼女にジゴキシン，フロセミド，塩化カリウムを処方していた．彼女はその処方に混乱していたので，彼女が適切に服薬していることを確認した．もう一人の患者は，心不全のため投薬管理の援助を必要としていた．その患者も未亡人で子どもがない 87 歳の女性で，薬の管理が困難であった．この二人への投薬管理がうまくいき，回復していく過程を見ていたことは，K 氏をケアするうえで役立った．

　私が K 氏についてはじめに気づいたのは，呼吸の改善だった．彼は息切れが

回復し，先週より話ができるようになった．彼のその日の最初の要求は，食事であった．レントゲン検査では肺の混濁が悪化していたが，K氏は顔色も良く，以前より咳も少なかった．

　作業療法士は，彼ができるだけ自分で入浴できるように支援していた．私は彼の体力とスタミナが改善していることに驚いた．K氏の入浴介助が終わったとき，ローションで彼の足をマッサージした．彼の妻がそのとき訪れ，夫を甘やかしていると冷やかした．K氏はうなずき笑った．

　彼の妻は彼が入浴にいかにこだわっていたか，そしてどれだけ私の彼に対するケアに感謝しているかを話した．K氏の笑顔を見て，足のマッサージでさえ自分の患者にとって意味のあることだと知ることは，とても幸せなことであった．彼は1時間近く眠りについた．

　私はK氏が休息している姿を見てほっとした．私は専門的技術が看護実践に重要なことは知っていたが，最も単純なケアリングの行為でさえ，患者のウェルビーイング（幸福）の向上につながることを意識するようになった．

経験科学的に理解する：

　K氏は75歳男性，200X年12月31日に入院した．診断名は，うっ血性心不全患者である．既往歴は，肺炎，冠動脈大動脈バイパス移植術，高脂血症，インスリン非依存型糖尿病，膀胱癌，肺癌，心房細動，高血圧，左股関節手術，末梢血管障害である．

- ■　バイタルサインは，血圧120/73mmHg，脈拍83回/分，不整脈，体温（摂氏）36.5度，呼吸数20回/分，酸素飽和度2L中92%．
- ■　臨床検査値は，ナトリウム：128mEq/L（低）；血糖：343mg/dL（高）；血中尿素窒素：56 mg/dL（高）；クレアチニン：1.9 mg/dL（高）；クロール：91 mEq/L（低）；プロトロンビン時間：25.7秒；国際標準比：4.1であった．
- ■　1月19日の胸部レントゲン検査の結果，両肺野のびまん性の混濁が悪化していた．

■　薬物治療

- □　シンバスタチン（ゾコール），服用量：20 mg，経口投与，1日1回，高コレステロール血症および血中脂質動態を改善する．

- □　スピロノラクトン（アルダクトン），服用量：25 mg，経口投与，1日1回，心不全を改善する．

- □　インスリン（ヒューマリンR），皮下注射，6 時間ごと，糖尿病管理用スライディングスケールによって決定された量を投与する．血糖コントロールに使用する．

- □　ジゴキシン（ラノキシン 0.5 mg/2ml 注入），投与量：0.125 mg，静脈注射．静脈内投与は5分以上かけて行う．投与前に心拍数を1分間測定し，心拍数 60 回/分以下なら投与を見合わせる．うっ血性心不全および心房細動の治療に用いる．

- □　塩化カリウム（K-Dur 20mEq 錠），投与量：20mEq，1日2回，経口投与．低カリウム血症治療あるいは予防に用いる．

- □　トルセミド（デマデックス 50 mg/5ml AMP），投与量：40mg，12 時間ごと，静脈注射．うっ血性心不全による浮腫の治療に用いる．

- □　アミオダロン（コルダロン 200mg），投与量：400mg，1日2回，経口投与．生命に危険のある心室性不整脈の管理および予防に用いる．

- □　糖尿病食用栄養補助食品「商品名チョイス」，1 日 3 回，規則的な糖尿病食の補食として用いる．

- □　5%ブドウ糖注射液．

- □　乳酸ミルリノン（Primacor 1 mg/ml vial），濃度＝200mcg/ml．ジギタリス，利尿剤，血管拡張剤で効果がないうっ血性心不全の短期的治療に用いる．

- □　アセトアミノフェン（Tylenol extra strength 500mg），投与量：1000mg，4 時間ごと，経口投与，鎮痛や発熱時に用いる．

■　身体的アセスメント

　　　□　神経学的：意識および見当識はあるが，若干気だるい．
　　　□　皮膚：青白く，冷たく，乾燥している．左右上肢に紫斑あり．
　　　　　仙骨下部にレベル 2 の潰瘍あり，親水コロイド包帯（商品名，
　　　　　Duoderm）で保護している．
　　　□　鼻筋に 1 インチの赤みを認める．皮膚が薄く，弾力性がある．
　　　□　頭部：正常，左右対称，毛髪は細く，白髪あり．
　　　□　眼：瞳孔平常，円形，対光反射あり．
　　　□　口：粘膜蒼白．唇荒れ．
　　　□　鼻：粘膜，湿性でピンク色．分泌物なし．
　　　□　肺：雑音あり．喘鳴もしくはギー音なし．
　　　□　心臓および末梢血管系：第 2 心音の収縮雑音最大．浮腫なし．
　　　　　雑音なし．脈拍両側 2＋．
　　　□　筋骨格：筋萎縮および脆弱．左股関節に可動域制限あり．
　　　□　腹部：柔らかく圧痛なし，腹部全体で腸蠕動音あり．

看護活動の描写

　K氏は心臓の収縮力を強くし，心拍数を低下させることで，心拍出量を改善するため，ジゴキシンを投与されている．K氏の最近の胸部レントゲン検査の結果によると，彼のうっ血性心不全が悪化しており，ミルリノン（プリマコー）およびスピロノラクトンの投与が治療計画に追加された．

　ミルノリンは，ジギタリス配糖体，利尿剤，血管拡張剤による従来の治療で効果がみられないうっ血性心不全の短期的治療のため使用されており，強心薬に分類されている．強心薬は，心筋の収縮を増大させる．ミルリノンは，血管平滑筋を弛緩させ，前負荷および後負荷を軽減させる．

　スピロノラクトンは，カリウム保持性利尿薬であるが，最近はうっ血性心不全の治療にも使用される．薬理作用としては，アルドステロンを阻害することで，体内の水分と塩分（ナトリウム）が尿となって排出されるが，他の利尿薬と異なり，カリウムの排泄は抑えられる．ナトリウムの排出作用は，浮腫を改

善する．

　フロセミドは，トルセミドに代わって使用されるようになった．ループ利尿薬である．ヘンレ上行脚において，ナトリウムやクロールの再吸収を阻害する．K氏のカリウムのレベルは正常の範囲内に下降しているが，塩化カリウムが予防的意図で投与されている．カリウム補給剤は，彼がインスリンを服用しているために必要である．インスリンは，血中にあるカリウムを細胞へ取り込むため，低カリウム血症を引きおこす可能性がある．アミオダロンは，カリウム遮断薬であり，K氏の心房細動をコントロールするための抗不整脈薬である．彼の血中尿素窒素は38mg/dL から 56mg/dL に増加した．これは脱水の兆候である．

　前日の摂取量と排出量を比較すると，K氏の体液平衡は-703 になった．彼のクレアチニン値は 1.9mg/dL と高い．これは，うっ血性心不全による腎機能低下を示している．ジゴキシンとミルリノンが，彼の腎機能において血液灌流を促進させることによって，心拍出量を改善させるために用いられた．糖尿病食用栄養補助食品：商品名「チョイス」の指示をのぞけば，この患者の水分摂取の増加に介入する指示はカルテ上にはなかった．K氏のクロール値は，利尿剤によって塩化物を排出していたため低かった．

看護診断	対応
うっ血性心不全によるガス交換障害	・ 呼吸および酸素状態の観察. ・ 処方された酸素の管理. ・ 呼吸しやすい体位の保持. ・ 心拍数，リズム，脈拍の観察. ・ すべての投薬の適切な管理.
うっ血性心不全による心拍出量の低下	・ すべての投薬の適切な管理. ・ ジギタリス中毒の症状（倦怠感，食欲不振および精神状態の変化など）に注意. ・ 日々の体重および摂取量と排出量の観察.
うっ血性心不全による活動の不耐	・ 身体的・精神的休息の提供. ・ イスに座って行う下肢運動.
組織内灌流の障害および低栄養による褥瘡，ステージ2（真皮に及ぶ損傷）	・ 仙骨部の潰瘍の保護. ・ 十分な栄養の供給. ・ 2時間ごとの体位変換.

倫理的に理解する：

　私がK氏の部屋に着いたとき，彼のベッドの下が水浸しになっていることに気づいた．私は清掃部門に連絡し，床を拭くよう依頼した．報告によれば，K氏が怒って，介護助手に水差しの水をかけたということであった．報告した看護師は，彼がイライラしていたからだろうと推測していた．誰も怪我はなかったが，水は私が気付くまで片付けられていなかった．

「この状況について私が残念に思ったのは，誰もK氏がなぜ怒ったのかを聞かなかったことだ.」

　もちろん怒りで水を撒くことがいいとは思わないし，患者による暴力は許さ

れない．しかし，私たち看護師には患者とコミュニケーションをとる責務がある．もし患者が病院スタッフに不満を持っているのなら，彼らの不満を声に出せる機会を与えるべきではないか．そうすることで患者が暴力によって不満を発するといった問題を防ぐこともできるかもしれない．

　患者が攻撃的になった場合，行動が不適当で，容認しがたく，許容されないことだと，医療従事者は患者に伝えることができる．昨年ある患者から私が突き飛ばされたとき，主治医はその患者に対して，暴力をやめないなら刑務所に送ると言っていた．私はそのような方法が患者の怒りを鎮める最善の方法だとは思わない．乱暴な患者をコントロールする方法は，探求する必要のある課題であり，私はそれについて研究していくつもりである．

経験科学的に理解する
〜　事例 3：S 氏に関する回想　*Loren Nedelman*　〜

　以下は，S 氏が受けたケアについての回想的要約であり，経験によって提供された学びの機会である．人を理解するための四つの方法を利用することで，対人ケアは生き生きとした新しいものになる．この回想的要約は，「集中ケア場面における看護の状況」の課題である．Loren Nedelman 氏の許可を得て文章を要約し，掲載した．

個人的に理解する

　今週，私が担当した患者は，特定の宗教を持たない 74 歳の男性であった．彼は X 年 2 月 2 日に入院，医学的診断名は心筋症，おそらく伝導障害または冠動脈疾患によるものである．彼は翌日，ペースメーカー・埋込み型除細動器（ICD）を装着した．

　彼はペンシルベニア出身で妻と暮らしており，工具を販売している．自己紹介しながら，今日の気分はどうですか，と尋ねてみた．彼は調子が良いので特に治療はいらないといった．私は彼に，朝の身支度を手伝うことを提案し，彼はそれを受け入れ感謝してくれた．彼は食欲がないと言っていたが，私は少し

でも食べるように促した．彼は，ICD の装着を完了させるために，再び手術を受けるのであれば，特に栄養状態の改善が必要であった．主治医は，ICD が正しく作動するように心臓の中の心電位を確実に測定できる位置に電極を調節する必要があった．彼は「脳卒中」の病歴があり，右脳と脳の理性を司る領域（優位半球の前頭葉前半部）に影響があった．私の限られた評価では後遺症は見つからなかったし，会話中，彼は物忘れが時々あるように見えただけだった．

　私は倫理的に，医師がなぜ最初の手術のときに ICD を適切に装着しなかったのか，理解することができなかった．

　なぜ二回目の手術が必要なのか？

　彼らは急いで胸に ICD を放り込んだのだろうか．

　また，もし彼が認知機能に何らかの変化があることを把握していたのなら，なぜそれが適切に対処されなかったのだろうか．

　S 氏の妻は，夫が脳卒中で倒れ，それが影響しているかもしれないことを私と医師に何度も言っていたのだ．私は看護師なので，このことを適切に記述する必要があるだろう．

彼に精神的な障害がなく，また実施されているケアを望んでいないとしたらどうなるだろうか？

　私たちは彼の話を聞くべきか，妻の話を聞くべきか．

経験科学的に理解する：

■　薬物治療

　　　　□　リシノプリル（ゼストリル），ACE 阻害薬（アンギオテンシン変換酵素阻害薬）は，アンギオテンシン I をアンギオテンシン II に変換する ACE（アンギオテンシン変換酵素）を阻害して，高血圧をコントロールする．

　　　　□　カリウム，ポタシューム（K-Dur）は，利尿薬の使用により排泄されたカリウムを補給する目的で用いられる．

- □ フロセミド（ラシックス）は，心臓の流動量を減らし，効果的に機能させることによって血圧を下げる．
- □ メトプロロール（ロプレッサー）は，高血圧や心筋症による心不全の管理に使われる．β1 受容体の刺激をブロックし，心拍数を下げ，血管拡張させる．
- □ レボフロキサシン（レバクイン）は，ニューキノロン剤で，患者の ICD 移植手術後の感染予防のために用いられる．
- □ セフェキシン（ケフレックス）は，患者のペースメーカー移植手術後の感染予防のために用いる．
- □ ヘパリンは，ICD の心電図モニタによる心房細動による血栓予防，ICD 移植手術後の血栓予防に用いる．

■　身体的アセスメント

- □ バイタルサイン：体温 36.4 度（摂氏）（口腔内），脈拍 79 回/分，血圧 119/76mmHg，呼吸数 16 回/分，経皮酸素飽和度 96％.
- □ 意識レベル：人，場所，時間の見当識はあるが物忘れがある，単純な指示に従うことは可能．
- □ 眼：眼鏡使用，瞳孔の大きさ，両側 2〜3mm．
- □ 耳：正常と思われる．内部観察は行っていない．ささやき声を理解することが可能．
- □ 鼻：鼻カニューレ挿入，鼻呼吸には明白な苦痛なし．
- □ 胸：心臓疾患食，耐性良好，リンパ節腫張なし．
- □ 肺：左右とも明瞭，下部で少し減弱．
- □ 腹：腹部全体で腸音あり，圧痛なし，10mm の瘢痕が正中下部にある．昨日から排便なし．
- □ 心臓血管：第 1，第 2 収縮期心音あり．毛細血管再充満試験，2，3 秒．皮膚ピンク色，暖かく湿っている．足背動脈＋1　両側，橈骨動脈＋2　両側，心電図では，第 II 誘導で ICD のスパイクを伴う心房細動が観察された．胸の痛みや ICD の問題の訴えなし．左上肢は三角巾により固定．胸部正中に，約 16mm

の冠状動脈バイパス手術痕あり．患者は，胸痛あるいは ICD が作動した兆候なし，左腕に運動減少あり．
- □ 尿路：フォーリーカテーテルから 1 時間に 60cc の黄色い排尿あり．
- □ 筋力：左右に動くことは可能，背中の痛みや発赤なし．両上肢の筋力は強く，下肢は少し弱い．

■ 検査所見
下記以外，すべて正常範囲内．
- □ 部分トロンボプラスチン時間は 49 秒，ヘパリン注入が原因の上昇．
- □ トロンボプラスチンは 13.9，最近クマディン（抗血液凝固剤）を使用したため，上昇．
- □ 血液尿素窒素は 30mg/dL．手術による筋力低下，腎障害，脱水による上昇．
- □ クレアチニンは 1.7 mg/dL．腎障害または脱水による上昇．

■ 看護診断
- □ 両手の動きが悪いことに関連するセルフケアの不足
  根拠：日常生活動作にサポートが必要である．
- □ 心筋症に関連する心拍出量低下のリスク
  根拠：1 回拍出量の減少がある．
- □ 心拍出量低下に関連する活動低下のリスク
  根拠：離床時に支援が必要である．

審美的表現

心臓のイラストは，人間であることの中心的な臓器システムの複雑さについ
ての回想的理解を促す．感覚的なプロジェクトとして，そのようなイラストは
患者の疾患の主たる焦点である心臓に埋め込まれているペースメーカーからの
電気刺激の波が，彼自身の心臓の中で電気システムの伝達不良を起こしている
のを表している．

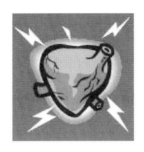

看護の求めへの応答
～　事例 4 ：　M氏のケアについての回想　*Loren Nedelman*　～

以下はM氏が受けたケアについての回想的要約であり，経験によって得られ
た学びの機会である．人を理解するための四つの方法を手がかりにすることで，
対人ケアは生き生きとした新しいものになる．この回想的要約は，「集中治療室
でのケア場面における看護状況」の課題である．Loren Nedelman 氏の許可を
得て文章を要約し掲載した．

私の今週の担当患者は，74 歳男性でクリスチャンである．彼は下壁の心筋梗
塞によって起こったと思われる胸痛によって 200X 年 2 月 18 日に入院した．
M氏は，妻と住んでおり，隣人とも「良好」な関係を保ち，援助もたびたび受
けたが，M氏も近所の人の親切に報いてきた．私は自己紹介しながら，彼に「今
日はどうしたら気分が良くなりますか」と尋ね，アセスメントを行った．彼は

気分が良いのであまり必要な援助はないと言った．私は彼に朝の身支度を提案し，彼はそれを受け入れた．彼は私の気遣いを感じ，私に感謝した．「他のスタッフは歯ブラシさえも差し出そうとしなかった」と彼は言った．私の提供するケアによって彼はさらに気分が良くなり，私が本当にケアしようとしていることを理解してくれた．彼の病室環境をアセスメントしていたとき，部屋が暑く，湿度が高いことに気がついた．彼は左右別々の種類の靴を履き，右手にはガーデニング手袋をはめていた．私はこれは正常な行動ではないかもしれないと気付いていた．

私はこの明らかに正常でない行動について尋ねる倫理的要請があることが分かっていた．

　私は彼を理解したかったのでこの倫理的要請に従った．その結果，数年前から脳血管障害による神経障害があると分かった．右側の上下肢が常に冷たくなっていた．彼は左足の靴を脱ぐのを忘れていたので，左右別々の靴を履いていた．付けていた手袋は，手を暖かく保ち，あるいは暖かいという感覚を与えるためだった．

　また，私は彼の妻と話す機会があったが，とても不安そうで心配そうだった．私は，医師がM氏について説明していることについて彼女に尋ねた．彼女は「医師から彼の心臓の冠状動脈は，また閉塞する可能性があると説明された」と答えた．私は彼の身体の中の酵素の上昇によって心臓発作が起こり，心電図に変化があったかもしれないと説明した．私はM氏に起こっていることを説明し，それはほんのわずかであったかもしれないが，彼らと共に時間を過ごしたことで，彼女は説明を聞いて少し落ち着いたようだった．

経験科学的に理解する：

- ■　薬物治療
  - □　ニトログリセリン（Nitro-Bid），心筋の血液不足からくる痛みを減らし，心臓の負担を軽減するために使用する．

- □　アセチルサリチル酸（アスピリン），抗血小板作用によって凝固カスケードを減らし，動脈の閉塞を防ぐために使用する．
- □　ファモチジン（ペプシド），胃酸の分泌を抑制する．
- □　クロピドグレル（プラビックス），血液凝集阻害薬の一つであり，血小板凝集を抑制し，アテローム性の疾患（心筋梗塞や脳卒中）を防ぐために使用する．
- □　マレイン酸エナラプリル（バソテック），高血圧をコントロールし，心筋の機能を正常な状態にするために使用する．

- ■　身体的アセスメント
  - □　バイタルサイン：体温 36.9 度（摂氏）（口腔内），脈拍 60 回/分，血圧 152/72mmHg，呼吸数 16 回/分，経皮酸素飽和度 96％．
  - □　意識レベル：時間，場所，人に関する見当識 x3，単純な指示に従うことが可能．右半身は冷感あり．
  - □　眼：眼鏡使用．瞳孔の幅 2〜3mm．
  - □　耳：正常と思われる．内部観察は行っていない．ささやき声を理解することが可能．
  - □　鼻：鼻からの呼吸正常．視覚的に異常なし．
  - □　胸部：心臓疾患食，耐性良好，リンパ節腫張なし．
  - □　肺：左右とも明瞭，下部で少し減少．特記なし．
  - □　腹部：腹部全体で腸音あり．昨日から 2 度排便あり．大きな茶色の大便．
  - □　心臓血管：第 1，第 2 収縮期心音あり．毛細血管再充満試験　2，3 秒．皮膚はピンク色で暖かく湿っている．両方の脈拍＋2．Ⅱ誘導による心電図で洞調律，徐脈が観察される．患者からの胸痛の訴えなし．
  - □　尿路：自力で排尿，黄色っぽい尿．
  - □　筋力：横向き，仰向け（寝返り）が可能，背中の痛みや発赤なし．四肢筋力両側強い．左足，足背側面に帯黄色から黒色の斑状出血を認める．患者は，入院の数日前に斑状出血が起こった

と述べた.

■　検査所見

以下以外は, 正常範囲内.

□　クレアチン・ホスホキナーゼ 448U/L（高値）. CK-MB64U/L
（高値）, CK-MB は CK（クレアチンキナーゼ）と呼ばれる酵
素の中の一種類で, 主に心臓の筋肉に多く含まれる酵素である.
トロポニン 8.51ng/L（高値）.

□　上記のすべての検査値は, 筋破壊／壊死（特にトロポニン値に
よって特定）によって高値となっている.

■　看護診断

□　心筋梗塞に関連する心拍出量の低下.
根拠：心筋逸脱酵素の上昇と心電図の変化.

□　心拍出量低下に関連する活動低下のリスク.
根拠：軽度の労作で息切れあり.

要約

ケアリングとしての技術力のモデルの重要な概念は, その瞬間瞬間の人の全
体像を理解するという考え方である. 全体としての人間の概念は, 革新的な考
え方ではないかもしれない.

結局, 一般的に臨床では, 感覚論的な人間は頭, 体幹, 2 本の腕と足がある
ことが,「普通の」人間としての身体的特性を持つものであると捉えられている.
しかし, 人が普通の人間と異なるとしたら何が起こるか？人間の要素があり,
いくつかの共通した特徴を持っているとしたら何が起こるか？映画「アンドリ
ューNDR114」のロビン・ウイリアムスの特徴を考えてみよう. 彼は部分的に
人間であり, 部分的に機械であるため, 自分の人間性を考慮し, 人から評価し
てもらえるよう努力している.

今日, 僧帽弁やペースメーカー, インシュリンポンプ, 更には遺伝子操作に

よる膵臓のように，人間の身体のなかの心臓や神経システムの一部分を電気装置や機械部品で置換できるようになっている．

それにも関わらず，「その瞬間の全体性」としての人間の概念は興味深い．人間はある瞬間に不完全になるという意味ではない．むしろ，完全性または全体性はその時々に表現され，継続的に「人を理解する」看護の概念を表している．

　同様に，完全性や全体性は，「完全であったこと」や「完全であること」を必ずしも意味するものではなく，その意図は人間の状況的な総体を理解することなのである．「その瞬間における全体性」は，その時々における人間であることの表現である．人としての全体性は，修正する必要がなく，あるいは再び完全なものにする必要がないことだと明らかにされている．つまり，人間は予測不可能で変化し続ける，ダイナミックな生命体であると仮定している．それゆえ，人間は，ある瞬間において，ケアリングとして人を理解し，支持し，評価するために，その人が他者（看護師）を自分の世界に入れることを許して初めて認められることになる（Boykin & Schoenhofer, 2001）．

　しかし，人間の総体を反映する完全性の状況は，いまだ臨床上の健康の評価によって成り立っている（Smith, 1983）．それは実践的な理解を得続けているともいえる．遺伝学において進化した科学技術によって将来起こり得る，異なる生物間の混合，機械化された人間，ロボット人間・テクノ人間，そして究極的なポストヒューマンなど，進化する技術はすべて人間の概念を再び問い直すだろう．

　本章は，継続的に進化している人間，人類の進化の促進，おそらくポストヒューマンに対する読者の想像力を高めるものである．看護への要請や看護の応答として描かれているケアの機会を創造することにおいて，人間としての機能や形態に限界があることを認識しつつ，人を理解することとしての看護実践は，どのようにしてケアリングを通して未来の人間に関わっていくことができるのだろうか．

参考文献

Boykin, A. & Schoenhofer, S. (2001). *Nursing as Caring: A model for transforming practice.* Sudbury, CT: Jones and Bartlett.

Carper, B. (1978). Fundamental patterns of knowing in nursing. *Advances in Nursing Science*, 1(1), 13-23.

文化，健康に対する信条，生き方は，遺伝子や遺伝素因の中に埋め込まれている．患者を全体として統合された人間として認めるためには，遺伝的な情報を含めて評価するべきである．

第　11　章

遺伝学のテクノロジーと看護

By Ruth McCaffrey

遺伝学における看護の役割

　遺伝学は，ヒト遺伝子の解明によって加速した，科学の中で最も発展しつつある分野であり，病気を予防し治療するための新しい技術開発を促している．人間の生理的な機能がうまく働くかどうかは，数百にも及ぶ遺伝子が関連し，適切に機能するかどうかによって決定されることが解明された．このことは医学者の間で認識されつつある（Hazzard et al., 2003）．

　外傷による病気を除き，ほとんど全ての健康問題は，遺伝的基盤を持っている（Collins, 1996）．また，遺伝学的知識や遺伝学に基づく治療や技術が発達するにつれ，医療者は人間を個々の統合された存在としてではなく，遺伝子の設計図としてみるようになるかもしれない．遺伝科学である遺伝学は，各人とその先祖とのつながりを確立する．人間の生命は，遺伝形質によって大きく影響される．

　では，遺伝学の知識が，現在および未来の看護学の理解と実践にどのような影響を与えるのだろうか．病気の診断と治療のために新しい遺伝技術が開発された場合，患者の代弁者，教育者，またケアする者として，看護師が直面する具体的な課題とは何だろうか．その時に，我々看護師は患者を単なる遺伝子が集まった総体としてだけでなく，統合された全体としての人間を見る考え方を維持できるだろうか．これらの科学的知識が爆発的に増えることによって，看護の哲学の理論的基盤は影響を受けるだろうか？これらの疑問に答えるために，遺伝学は科学や技術の観点から検討されなければならないし，社会的，倫理的な影響を理解するためには，患者が直面する遺伝学的知識を家族や地域社会の観点から探求しなければならない．

　看護師は，患者の身体的な側面に焦点を当てるだけでなく，むしろ，部分の総和以上の存在としての人間全体に焦点を当てるべきである．遺伝学的研究は，さまざまな倫理的，社会政治的，法律上の問題を生じさせる．待望の子どもが人間として完全な機能を持たない場合，家族は身体的な問題だけでなく心理社会的な問題も抱える．例えば，第二次世界大戦中にドイツで起こったユダヤ人迫害，アメリカ合衆国における黒人差別は，遺伝を理由にある集団を迫害したり，貶めたりすることであり，道徳的，倫理的，そして法律的内容を含む社会問題

である．従って，個有の遺伝情報では人間を単純に理解することはできないが，その遺伝子は我々が何者か，そして他の人をどう認識するかに影響を与える．遺伝を理解することは，それぞれの人間の個性を理解するための一部でしかない．

評価（アセスメント）は看護過程に不可欠なものである．患者の遺伝情報を得ることは，通常のアセスメントの一つとなりつつある．文化，健康に対する信条，生き方は，遺伝子や遺伝素因の中に埋め込まれている．患者を全体として統合された人間として認めるためには，遺伝情報も含めて評価するべきである．その人の遺伝歴を理解することは，看護師が過去の世代の遺伝的影響を理解することを助ける．

遺伝的評価は，家系の展開も評価の対象とする．家系は，家族関係を図示して検討する．家族歴から得られた情報を，視覚的に記載することで，発症者とその家族の関係を表現し，家族の誰を調べたらよいかが明らかになる．患者の家系図を書くことによって，遺伝パターン（劣性，優性，伴性など）が理解できる．また，家系図は患者や家族に疾病の遺伝について教育する時に役立つ．

家系図を作成する時の記号は標準化されている．家系図を作成するためのコンピュータプログラムもある．図 11.1 は，家系図を作成する時に用いられる記号の例である．図 11.2 は，ある家系を記載したものである．

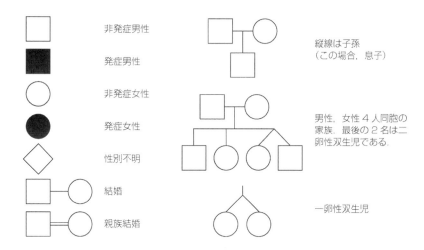

図 11.1　遺伝学的に家系を提示するために用いられる記号の例

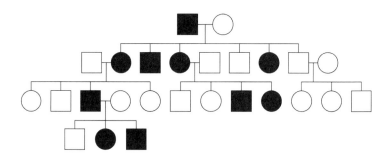

図 11.2　ヒト家系（例）

　患者に遺伝歴について教育し，遺伝歴が健康にどのように影響を与えるのか
を患者に理解させることは，患者ケアや看護計画の目標を決める際に一般的と
なってきている．遺伝学者は，最終的に遺伝情報に基づく，生涯を通した健康
増進，疾病予防，教育，治療に関する情報を看護師に提供できる．遺伝的な発
見は，遺伝情報が医療上供給される前にニュースメディアに報道されている．
そのため，患者はこうした遺伝子検査や治療法がいつできるようになるのか，
と看護師に尋ねるかもしれない．看護師が，事前に情報を手に入れておくこと

は，患者や家族が適切な時期に必要な情報を得るために重要であろう．

　遺伝知識が増え，多くの有益な情報が供給される一方で，多くの新しい課題も出てきた．遺伝学という科学は，ものすごい勢いで発展している．この新しい科学的知識を実行できるように，社会が新しい法律や倫理的基準の整備を進めている．クローン化は，現在すでに利用できる遺伝技術であるが我々の社会において多くの人は，倫理的および道徳的に望ましくないと考えている．誰が遺伝子検査を受けるべきかについても多くの疑問がある．これらの疑問の中には，遺伝子検査は強制的に受けるべきか，自発的に受けるべきか，その情報をどのように伝えるべきかなども含んでいる．

患者を擁護する側にいる看護師は，遺伝的技術の正当な利用方法や遺伝的な背景に基づく差別の予防方法について議論する最先端にいるべきである．

　1994 年にアメリカ合衆国の専門機関である Institute of Medicine（IOM, 医学研究所）は，患者や家族，地域社会に遺伝情報やサービスを提供するのは看護師の重要な役割であると予測した（Andrews et al., 1994）．そのうえ看護師は，遺伝子診断や遺伝子検査，スクリーニング検査などを取り巻く社会問題について，倫理的・法的情報や基準，意見などを提供する能力を持たねばならないと考えられている．

　1998 年，アメリカ看護協会（ANA）は，遺伝学をどのように臨床で用いるかについての看護師に対するガイドラインを出した．このガイドラインでは，遺伝サービスをどのように供給するか，また，遺伝情報をどのように取り扱うかについて，すべての看護師は役割を担うと記している．そして，看護師はケアを行う患者の健康に責任を持つべきであり，遺伝学的知識を持つことで，さまざまな形で人の健康に影響を与える．看護師が遺伝学的知識にもっと詳しくなり，患者にとって必要な情報だと認識し，遺伝病や遺伝子検査，遺伝子治療について理解すれば，患者の関心事に耳を傾けることもできるようになる．これらには，遺伝的な状態を発見することに関係した感情的なもの，例えば遺伝情報の開示に伴う倫理的，法律的，社会的問題や遺伝子検査や遺伝子治療に関して教育し，決定を下すことも含まれる．その他，看護師が関わるべき遺伝情報には，患者の自己イメージや自尊心がある．そして，看護師は患者が遺伝病

　の可能性に関する知識をどのように受け入れていくか，日常生活の中にその知識をどのように取り入れるかについても支援すべきである．

　多くの他の医療職と比較して，遺伝的な教育を受けていないと感じている看護師は多い．2002 年の ANA の大会において，参加者は遺伝学について十分な知識を持っていると思っているかどうかが調査された．その結果，必要なケアを提供するために十分な遺伝学知識を持っていないと答えた参加者が半数以上であった．そのため，看護師が遺伝学に関する知識を増やすために，すべての看護教育に遺伝教育のプログラムを加えることが重要であると思われた．遺伝学の医療人教育の国立連合は，すべての医療職に必要とされる遺伝学的教育について推奨事項を提供している（表 11.1）．

　ヒトゲノムプロジェクトを達成することにより，遺伝学的な治療や検査がアメリカの医療のあたりまえになるだろう．1999 年には，ANA の役員は，看護師は遺伝病を持つ患者をアセスメントし，遺伝情報や遺伝情報の専門家に紹介できるような遺伝学的知識を持つべきであると述べた．ANA は，以下のことに同意している．

- ■　基本的な，高度な，連続した遺伝学に関連する情報の教育プログラムを促進する．
- ■　遺伝学的発見や医療への応用に関する情報について普及する．
- ■　遺伝学的背景を持ち，遺伝病になる危険性のある家族や人々を差別しないように擁護する．
- ■　遺伝学の進歩における倫理的，臨床的な意味について研究する．

　看護過程は，看護師が遺伝的情報によって実践することと一致している．遺伝を含むアセスメントは，患者教育に必要なデータを集め，患者のニーズを明確にする．そしてアセスメントは，看護のケア，教育の必要性，目標設定，紹介の必要性を明らかにする．データは守秘義務を念頭において集めなければならないことを肝に銘じておくべきである．倫理的な問題には，評価や遺伝子検査が行われるまでのインフォームド・コンセント，真実の告知，情報開示，個人的な問題や差別がないことなどが含まれる．

表 11.1　すべての医療従事者に推薦される遺伝教育

知識：すべての医療従事者は次のことを知っているべきである

　基礎的遺伝用語.

　生物学的遺伝体質の基本的パターン.

　遺伝的変異と関連する疾病.

　健康維持と疾病予防における遺伝因子の役割.

　疾病に対する遺伝的疾病素因の識別.

　行動，社会の役割，および環境要因による遺伝の変化.

　遺伝子情報を使用する能力に対する文化，民族性，健康信条および経済の影響.

　クライアントを支援するための遺伝情報.

　遺伝専門家へ紹介するための表示.

　遺伝検査および遺伝子に基づく介在の表示.

　倫理，法的，社会問題と関係する情報の記録と遺伝子検査.

　遺伝子情報の誤用の歴史.

　遺伝学のサービスへの紹介，フォローアップおよび遺伝学のサービスの質の評価の
　ための専門家の役割.

態度：すべての医療従事者がすべきこと

　遺伝子情報とサービスの使用に影響を及ぼす哲学的，神学的，文化的，倫理的展望
　の確認.

　遺伝子情報の感度，プライバシーと機密性の必要性の評価.

　遺伝教育および遺伝カウンセリングを伝える重要性の認識.

　頻繁な間隔で遺伝的知識を更新する意欲を持つ.

　患者中心の支援.

技能：すべての医療従事者は次のものに有能であること

　多世代の家族歴を含む遺伝家族歴情報を適切に収集する.

　遺伝学のサービスによって助かる可能性のあるクライアントを明らかにする.

　健康維持において遺伝学の基本概念および遺伝因子の影響について説明する.

　遺伝学に関する専門的教育に参加する.

　遺伝検査の有効性に関して患者教育を行う.

　遺伝検査の潜在的リスク，利点および限界に関する情報を提供する.

　個人と家族に対する遺伝病の情緒的影響について幅広く考察する.

　遺伝情報の機密性とプライバシーを保護する.

　遺伝的な情報のプライバシーおよび機密性を維持するために潜在的な制限を患者に
　知らせる.

　遺伝に関するリスク因子を明確にすることは，看護診断の焦点である．この種類のリスク評価は，特に極秘に，倫理的に行われるべきである．遺伝的な病気が考えられる場合，家族に最新の情報を与え，さらなる説明によって理解を助ける必要がある．

　遺伝子診断が行われた後に，期待される成果はもたらされ，看護師，患者や適切な親族によって計画は立案される．患者のニーズや要求を理解することは，納得のいく結果を展開するために重要である．結果を展開する時点においては，遺伝子検査と治療に関係する看護ケアの内容を明らかにするために，看護師は患者と家族に対して，真摯に向き合う必要がある．訓練を受けたメンバーがチームにいることは，遺伝的検査や治療のすべての面において望ましい．看護師は，結果は臨床遺伝学における現在の科学知識を使用して転帰が作成されるようにすべきである．

　患者や家族に対する個々のケアプランは，患者の要望や必要性によって作られるべきである．遺伝学的な原則に基づいた特別な介入目標は，お互いに確認されていることが重要である．看護師，患者，家族によって展開される計画は，相談，紹介，フォローアップなどが重要である．ケア計画の中には，倫理的，法的，社会的問題の認識も含まれるべきである．介入はケア計画により起こり，患者や家族の要求の必要性に基づいて作成される．すべての介入は最新の遺伝的知識の根拠に基づくべきである．

看護師は，個人，家族，集団，地域の遺伝的なリスクを判別できなければならない．

　高齢出産，近親婚，遺伝病のリスクのある人を同定する家族歴など，どのようなマーカーを使うかも看護実践の範疇にある．リスクのある患者を同定する能力には，遺伝的および看護の知識を持ち，秘密を守り，差別をしないことに対して気付き，敏感である必要がある．

　看護師は，ケアの必要な患者に遺伝的健康教育を行うべきである．その教育は，遺伝的原則に基づくべきで，更なる情報を患者に適切に提供しなければならない．遺伝学的条件，治療の選択肢，リスクを減らすこと，スクリーニング

サービスは，遺伝的患者情報の一部分として調査されるべきである．

　国際遺伝看護学会（ISONG）は，臨床遺伝学に関する卓越した能力を持った看護師のガイドラインを提供している．遺伝相談と患者マネジメントは，卓越した知識と技能を持った看護師によって行われる介入である．遺伝カウンセラーは，医療遺伝学とカウンセリングの領域を専門とする．彼らは，通常，学際的チームのメンバーとして働き，遺伝情報の提供や家族支援を行う．遺伝カウンセラーは，遺伝的リスクのある家族を同定すること，家族の問題を調べること，その障害の情報を解釈すること，遺伝様式を解析すること，家族で利用できる選択肢を検討する．遺伝カウンセリングは，通常，妊娠を考えている 35歳以上の女性に提供されるが，その他，遺伝的障害を持つ子どもを産んだことがある夫婦，また一親等に遺伝病を持つ女性，流産を繰り返している女性や幼小児期に死亡した子どもを持つもの，血液検査や超音波で先天性異常の可能性があると診断された妊婦なども含まれる．

　熟達した臨床遺伝専門看護師は，利用できるすべての情報から，家族に対して危険性を評価することができる．妊娠を考えているカップルに総合的な危険性について効率的な情報を与えることは，難しい仕事である．しかしながら，彼らが計画している妊娠を現実的にするために情報を提供することは，やりがいがある．

　遺伝スクリーニングは，特定の遺伝子型を持つ個人に系統的かつ組織的に検索を行うことである．遺伝スクリーニングは，新生児期にフェニルケトン尿症，ガラクトース血症，先天性甲状腺機能低下症，鎌状赤血球症やサラセミアのようなヘモグロビン異常などの疾患の可能性を調べる．

　表 11.2 は，現在，出生前診断を行うことができる病気である．遺伝性疾患の家族歴を持つ両親から予想できる疾患の中には，テイ・サックス病，鎌状赤血球症，囊胞性線維腫症などがある．環境要因の中には，遺伝疾患に影響するものがあるため，環境要因によってはスクリーニング検査が行われるべきである．これらの疾患の中には，G6PD 欠損症，サラセミア，赤血球ポルフィリン症，痛風などがある．

　遺伝子スクリーニング検査は，個人や社会に対して利益をもたらす．しかし，これらの検査を行うことは，倫理的，社会的に問題を生じさせることにもなる．

例えば，誰が遺伝子検査を受けるべきか．強制的に検査を受けさせるべきか，遺伝的素因を持つ保因者に対して，どのようにして差別されることを防ぐかなどである．

　遺伝疾患の保因者の抱える個人的影響は，強い心理的問題が生じることである．自尊心の喪失や自己価値の低下が起こりやすい．また，ある文化圏においては，遺伝疾患を持つと分かった家族を避けたり，結婚相手としてふさわしくないと考える場合もある．また遺伝カウンセリングは，望まない妊娠を避ける意味で選択肢を提供する．例えば，養子縁組，人工授精，出生前診断などにより選択的な人工中絶を行うことなどである．

遺伝学用語で「事実」を同定することは常に困難を伴う．遺伝的な情報を伝えることは，看護師に新たな倫理的課題をもたらす．今日真実であることが，明日真実であるとは限らないからである．

表 11.2　出生前検診を通じて診断可能な疾病リスト

Acatalasemia：**無カタラーゼ血症**

Adrenogential syndrome：**副腎性器症候群**

Chediak-Higashi syndrome：**チェディアック・東症候群**

Citrullinemia：**シトルリン血症**

Cystathioninuria（cystathionase deficiency）：**シスタチオニン尿症
（シスタチオナーゼ欠損症）**

Systic fibrosis：**嚢胞性線維症**

Fabry disease：**ファブリー病（αガラクトシダーゼ欠損症）**

Fucosidosis：**フコシドーシス**

Galactosemia：**ガラクトース血症**

Gaucher disease：**ゴーシェ病**

G6PD deficiency：**グルコース 6 リン酸脱水素酵素欠損症**

Homocystinuria：**ホモシスチン尿症**

I-cell disease：I-cell **病**

Lesch-Nyhan syndrome：**レッシュ・ナイハン症候群**

Mannosidosis：**マンノシドーラス**

Maple syrup urine disease：**メープルシロップ尿症**

Marfan syndrome：**マルファン症候群**

Muscular Dystrophy：**筋ジストロフィー**

Niemann-Pick Disease：**ニーマン・ピック病**

Oroticaciduria：**オロト酸尿症**

Progeria：**プロジェリア**

Sandhoff Disease：**サンドホフ病**

Spina Bifida：**二分脊椎**

Tay-Sachs Disease：**テイ・サックス病**

Thalessemia：**サラセミア**

Werner Syndrome：**ワーナー症候群**

Xeroderma Pigmentosa：**色素性乾皮症**

　人々は，国の機関により義務づけられる大規模遺伝子スクリーニング検査の成り行きに対して敏感である．適切な遺伝教育とカウンセリングによって，自発的に参加するほうが，強制されて参加するよりも社会における自己決定の感覚を養うと思われる．米国国立衛生研究所（NIH）は，これらのスクリーニング検査が民族や人種の起源に関する問題を避け，すべての新生児に利用できるように推奨している．遺伝スクリーニング検査に伴う問題，情報の秘密を守ること，より大きな公共の利益は，社会の多くのレベルで議論され続けるべきである．

　遺伝子検査とスクリーニング検査については，多くの法律と関係がある．もし，出生前に遺伝子異常があると診断された子どもが生まれた場合，医療者は，出生前診断が利用できると両親に言わなかったことに責任があるのか？保険会社は，遺伝疾患を持つ子どもを持つ両親が，新たに子どもをつくることを決定した場合，その保険適用をとりやめることができるだろうか？強制的か自発的かに関わらず，遺伝スクリーニング検査を受け診断された場合，誰が遺伝的な結果を知らせるのか？クローン化など社会で用いることができる遺伝工学にまつわる問題は，克服されなければならない多くの法的，倫理的，社会的葛藤を引き起こしている．また，その他多くの問題は，その場に応じて決定し，前例を作らなければならない．

　看護の中心となる価値は事実を伝えることにある．遺伝的情報は，看護師に事実を告げるという領域で新しい倫理的課題を与える．今日事実であることが，明日は事実であるかどうか分からないので，遺伝学用語で「事実」を同定することは常に困難を伴う．遺伝的な情報を伝える際に，看護師は遺伝学の知識の根幹は常に進歩していることを告げる必要がある．事実を告げることは，予期せぬ発見があった時には難しいことが起こる可能性がある．遺伝子検査によって，子どもの父親と思っていた男性が生物学的な父親ではないことが確認された時，母がそれを望んでいない時に事実を告げることは，倫理的にどうであろうか？

　介入に関しては，ANAの倫理規定を再検討し，遺伝サービスを受ける患者や家族に提供される看護師のケアの倫理的な責任の全体像を確認するとよい．看護師は，患者やその治療について中心的に関わるために，倫理的問題について

も，理解し，評価し，対応するうえで，独自の視点に立って情報を提供するべきである．

医療における遺伝学

ヒトゲノムのマッピングが 2001 年に完了して以来，多くの病気の発症や罹患に遺伝子が関係していることが明らかになった．遺伝学の知識は，個人がどのように薬物治療に反応するかについての理解を深めるだろう．そして，遺伝子治療の研究により多くの病気が予防でき，治療可能になることが期待される．感動的で可能性のある遺伝学のニュースが報告されるにつれ，遺伝学の理解によってもたらされる健康を増進し，病気を予防するための，新しい，より良い選択肢に対する一般の期待が高まっている．しかし，遺伝的な発見が非常に速いペースで行われ，これらの発見が一般の人にも知らされるようになったにも関わらず，これらの発見の臨床的導入はまだ十分に行われてはいない．遺伝情報の発見とその知識を病気の治療に対して臨床的に用いることとの間には，時間的な差がある．

遺伝情報の発見と臨床応用の時間的なずれは，看護師をはじめとする医療従事者の遺伝学に関する知識不足と，遺伝学に関する技術的進歩にある．看護師は，遺伝学に関する新しい情報を臨床実践に組み入れ，遺伝学に基づく適切な介入を開発し，患者が遺伝的発見を前向きに利用できるよう支援する努力をしなければならない（Williams, 2002）．

1970 年代には，看護師は遺伝カウンセラーとして機能するようになった．新生児の代謝病のスクリーニング検査や出生前診断は，遺伝学が日常的に患者のための計画やケアに用いられた最初の場所であった．1990 年代には，家族性乳癌を起こす BRCA1 や BRCA2 の発見など，遺伝子病の発見が増加してきた．これらの発見により，早期発見や治療を行うために，乳癌の家族歴のある患者には遺伝子検査が提供されている．癌のような病気の遺伝因子について，看護師は，適切なケアを行い，患者教育を行うために，遺伝学の理解は必ず必要である．

ISONG は，遺伝学について看護師をどのように教育するか，看護教育のさ

まざまなレベルにおいて必要とされる能力について基準を示している．さらに
ISONG（1998）は，すべての看護師は仕事の内容に関わらず，遺伝病歴につ
いての情報を得て，患者に遺伝的な情報を与え，遺伝学に基づき説明できる能
力を持つべきであると提案した．看護師は，遺伝カウンセリングや治療の必要
性について，インフォームド・コンセントや決定を行う過程に参加しなければ
ならない．最終的に看護師は，疾病の遺伝的部分について患者に十分なケアを
行い，遺伝的な状態の影響を調べ，検査し，治療し，そして個人や家族の結果
を評価する，そのための遺伝的治療に関する知識を持っておくべきである．

遺伝学的研究と発見の歴史

**遺伝の科学は，中世のオーグスト派の僧侶であるグレゴリー・メンデルが，エ
ンドウマメの交配によって，親から子に区別できる形質が伝達することを解明
した発見にさかのぼる．**

　その時までにも，植物や動物の交配について基礎的遺伝学に基づき，経典に
は記載があった．今日，遺伝的生物技術が発達するにつれ，疾病の診断や治療
に根本的な変化が起こった．また，遺伝的生物学が発達するにつれて，多くの
倫理的問題が生じてきた．未解決の倫理的，法的問題は，クローン化，遺伝的
な特徴付け，個人の遺伝情報へのアクセスを含んでいる．
　アメリカでの遺伝学的知識の歴史は，ヒトの染色体の正確な数の確認とデオ
キシリボ核酸（DNA）の構造が報告された1950年代に始まった．最初に遺伝
病として認識された知的障害（精神遅滞）を起こすフェニルケトン尿症は，血
中のフェニルアラニンの蓄積による．フェニルケトン尿症に対しての低フェニ
ルアラニン食は，最初の遺伝子治療として確立されたものである．
　国立遺伝病プログラムは1976年に設立され，遺伝疾患に関する法律として
知られている．この法律は，基礎および臨床研究，教育，遺伝子検査，カウン
セリング，遺伝病に対する情報，例えばテイ・サックス病，嚢胞性線維腫症，
ハンチントン病，サラセミア，筋ジストロフィーなどを対象としたものである．
　1990年代半ばにはヒトゲノムプロジェクトが始まった．これは，国立衛生研

究所のヒトゲノム研究所において以下の目標に向かって行われてきた.

- ■　遺伝子地図を決定すること.
- ■　物理的遺伝子地図を決定すること.
- ■　30 億塩基対のヒト遺伝子の全配列を決定すること.
- ■　遺伝子の解析に関する技術を改善し，発展させること.
- ■　特に疾病に関する遺伝子やその機能を同定すること.
- ■　大腸菌，ショウジョウバエ，酵母など，人間ではない生物の遺伝的な特徴を同定すること.
- ■　遺伝研究やそれに関わる者の倫理的，法的，社会的プログラムを請け負うこと.
- ■　学生や科学者の教育を行うこと.

遺伝学用語の定義

　用語解説をこの章の最後に示す. 用語解説は，遺伝学について学習するために，必要な言葉の定義を確認するために用いられる. しかしながら，通常の用語解説の定義以上のものが必要となる.

　遺伝子は，遺伝の機能単位を司る DNA 分子のヌクレオチドと呼ばれる化学的構成要素の直鎖配列である. DNA 分子の核酸の配列の中に遺伝子情報を司る情報が保存されている. 蓄積された情報は細胞内で解読された後，タンパク質として知られる三次元構造を持つ分子であるポリペプチドに翻訳される. これらのタンパク質の働きにより，ヒトに見られる遺伝的形質が作られる. 遺伝子は，複写される際に複製され，変化した時に変異を起こし，スイッチが入った時に発現され，ある染色体から他の染色体に動いた時に組み換えが起こる.

　遺伝子（ゲノム）とは，ある生物の全体の DNA を指す. 人間においては，我々の 75% の DNA はバナナと同じであり，また，ヒトの DNA の 99.9% は，みな共通である.

我々の DNA のほんの 0.1% が，皮膚の色や顔のつくり，体型や体力の個人差を

引き起こす（Cummings, 2000）.

　遺伝子は，生物の青写真（設計図）であり，生命の機能のすべてである．

　遺伝子地図は，硬く，らせん状の糸となった DNA からなっている．DNA は，四つの類似した化学物質（塩基と呼ぶ），アデニン（A），チミン（T），シトシン（C），グアニン（G）からなる．これらは，何 100 万回から何 10 億回も遺伝子の中に繰り返し出現する．各塩基は，ただ一つの塩基としか結合しない（ベースペアと呼ぶ）．例えば，アデニン（A）は，チミン（T）としか結合せず，シトシン（C）はグアニン（G）としか対にならない．例えば，ヒトゲノムは，30 億塩基対からなる．塩基の特定の順序はとても重要である．すべての生命の多様性の基礎となるものであり，生物をヒトであったり，酵母であったり，米やショウジョウバエであるかどうかを記述しているものである．すべての生物は，DNA 配列に相同性をいくらか持っているので，ヒトのものではない遺伝子が得られれば，しばしば，それはヒトの生物学に新しい知識をもたらすこととなる．

　すでに述べたように，ヒトの遺伝子は 30 億塩基対からなる．これらの塩基対のおのおのは，区別でき，顕微鏡で物理学的に分けられた染色体と呼ばれる 24 種類のユニットに区分けされる．遺伝子は，染色体に沿って直線的に整列されている．多くのヒトの細胞の核は，二組の染色体を持っており，それぞれが両親の一人からもたらされている．染色体の組は 23 個の染色体からなる．22 組は常染色体（生殖以外の機能を持つ染色体）である．残り一組は，X もしくは Y の性染色体である．染色体は，等量のタンパク質と DNA からなる．

　表現型とは，遺伝的な体質を外見上に発現するものである，例えば，人の眼が緑や青となるのは，表現型の一つである．一つの遺伝子は，二つのアレル（対立遺伝子）からなり，一つずつ両親からもらう．もし，表現型が一方の親だけから来るとすれば，その体質（形質）は優性と呼ぶ．しかし，表現型が両親から影響されるとすれば，その体質（形質）は劣性と呼ぶ．

　優性形質は，どの病気を持った個体においても，少なくとも両親のうち一人は，病気を持っているということになる．もし，一方の親が優性形質であれば，おのおのの子どもにその体質が伝達されるのは 50％ となる．もし，両親が優性

形質でも，病気を持っていない子どもが生まれる可能性はある．マルファン症候群，家族性の高コレステロール血症，成人型多嚢胞性腎症，ハンチントン病は，常染色体優性疾患の例である．

　劣性形質では，その表現型を示すために，両親がともに関連している必要がある．両親が劣性形質の子どもは，全員がその影響を受ける．嚢胞性線維腫症，フェニルケトン尿症，鎌状赤血球症やテイ・サックス病は，常染色体劣性疾患の例である．

　性染色体による遺伝には，XまたはY染色体が含まれる．女性は二つのX染色体を持ち，男性はXとY染色体を一つずつ持つ．X染色体にある遺伝子は，Y染色体には存在しない．そのため，伝達パターンは，性染色体遺伝性として知られる伝達となる．男性は，自分のすべての娘にX染色体を伝達するし，すべての息子にY染色体を伝達する．だから，遺伝的な体質はX連鎖であれば，男性はすべての娘にその形質を与える．X連鎖性疾患は，伝達において，優性と劣性の双方の形を持つ．X染色体優性疾患では，形質を持つ男性は，すべての娘に対してその形質の影響を与えるが，息子はその影響を受けない．X染色体優性体質を持つ母の子どものうち50％が病気となる．X染色体劣性疾患では，男性は女性よりも頻繁に発症する．X染色体優性疾患には，くる病の一種である低リン血症がある．X染色体劣性疾患では，色覚異常，血友病，筋ジストロフィー，G6PD欠損症などがある．Y染色体疾患は，男性にだけ起こる．この場合，遺伝は父から息子に100％伝達される．

　細胞の中にあるミトコンドリアは，それ自身DNAを持っている．ミトコンドリアの祖先は，数十億年前には，原始的なヒトの細胞と共生関係を持った自由に移動できた細胞と考えられている．ミトコンドリアDNAの異常は，病気をおこす．ミトコンドリア病は，母から子にのみ遺伝的に伝達される．

　遺伝学の一つである薬理遺伝学では，薬物反応性としての遺伝的多様性に関わる．薬物反応の違いは，表現形の反応の幅をつくる．例えば，薬物耐性，低用量での反応性，長期暴露後の発癌，薬物の組み合わせによる予期せぬ反応などである．これらの薬物反応の変異の中には，害を与えたり，致死的となるものもある．将来，薬物は，薬物を使用する個人の遺伝的表現形に基づきデザインされるようになることを知っておかなければならない．ある薬物は，アルツ

ハイマー型認知症の E4 遺伝子に効果があるだろう．この薬物は，E4 ではない遺伝子型のアルツハイマー型認知症には効果がないかもしれない．もし，アルツハイマー型認知症患者の E4 遺伝子が一般的な遺伝子検査として行われるようになれば，効果がない患者には薬物の投与を避けるようになる．その結果，費用を削減し，副作用を避けることができる．

看護遺伝学臨床における看護の状況

ここでは，看護師が関わる状況について述べる．以下の例は，実際のケースではないものの，よくあるシナリオであり，遺伝的な問題が生じた家族の問題である．倫理的，法的，道徳的，生理学的，社会的な問題が議論される．看護の状況の終了後に，質疑が小グループで行われ議論される．多くは，正しい，間違っていると答えられるものではない．それよりも，このような状況が発生した場合の看護師の考えを展開できるように示している．

ケース 1

サラザール夫妻は，ちょうど最初の子を授かったところである．看護師は母子のケアを行っている．サラザール夫人は 38 歳の教師である．夫のサラザールさんは，38 歳の会計士である．出産日に，医師は夫妻にその子が 21 トリソミー，つまりダウン症であることを告知した．その時には，その子がどのように育つのか，夫婦には告げられなかった．しかし，その子は身体的および知的に障害を抱えることになるだろう．また，医師は，多くのダウン症の子どもは，自宅で普通に成長できるとも告げた．サラザール夫妻は手を合わせて座り込み，夫人は医師の説明中静かに泣いていた．その後，医師は夫妻に対して，印刷された情報を読んで，質問があれば聞いてくださいと告げた．

医師が立ち去った後，看護師はサラザール夫妻が泣いていることに気づいた．看護師が部屋に入ると，サラザール夫人の手を取り，「いま私に何かできることはありませんか？」と質問した．

両親はいくつかの質問をした．

- どうしてこんなことになったのか？
- 我々の子どもにどうして起こったのか？
- 何が原因でこの病気が起こったのか？
- 我々が次の子どもを作ることをあきらめないといけないのか？
- もっと早くに知ることはできなかったのか？

　看護師は，サラザール夫妻にダウン症の遺伝的原因について，基本的情報を示した．看護師は，サラザール夫妻に以下の情報を与え，その知識を共有した．35歳を超えた母体の場合にはダウン症の子どもが生まれるリスクが高くなること，先天異常の初期診断のために羊水穿刺による検査を行えること，次の妊娠でダウン症になるかどうかは分からないことを話した．サラザール夫妻は，流産したくないため羊水穿刺については断ったが，出産すると決めた場合にも前もってダウン症かどうかを知っておきたかった．

内省のための質問
- 看護師は，サラザール夫妻が産まれてきた赤ちゃんに適応するために，この時点でできることは何か？
- 赤ちゃんが授乳室に連れて来られる時に，赤ちゃんに対してサラザール夫妻がどう対応するかをアセスメントするか？
- どのような遺伝カウンセリングが，サラザール夫妻にとって有益か？
- サラザール夫人の来年結婚を控えている25歳の妹に，どのような遺伝カウンセリングをすれば，有益か？
- 父，母，子どもがそれぞれ独自の人間として家族を形成することをどう理解するか？
- サラザール夫妻の子どもの知的障害が重度であれば，あなたは看護師として，両親をどのようにケアし，生産的で充実した生活を行うことができるかについてどう支援できるか？

ケース　2

　クラインショーエン夫人は，ハンチントン病であると診断された．彼女は，母がハンチントン病であると知っていた．ハンチントン病は常染色体優性であるため，彼女がこの病気の遺伝子を持つ確率が，50%であることも知っていた．また，彼女はハンチントン病の遺伝子を持っていた場合，100%発症することも知っていた．クラインショーエン夫人は，この疾患が恐ろしい病気であり，そのことを知って生活したくないと思っていたため，遺伝子診断をしたくないと決断した．彼女は検査結果を知らずに，一人の若い女性として人生を謳歌したいと思っていた．今，クラインショーエン夫人には，15 歳になる娘がいる．娘はハンチントン病の遺伝子検査を希望した．しかし，彼女の法的な後見人であるクラインショーエン夫人は，遺伝子検査を許可しなかった．娘は法的に成人していないため，母の同意なしには遺伝子検査を受けることができない．

- ■　病院にいる看護師として，ハンチントン病の遺伝子検査を娘が受ける問題に関して，どのようにこの二人の女性に説明するか？
- ■　議論を開始する前に，看護師にはどのような配慮が必要か？
- ■　娘はどうして検査を受けたいと思うのか？
- ■　母が検査を希望しないのはどうしてか？
- ■　この場合，二人の法的，倫理的，道徳的権利はどうなるか？
- ■　これらの意見の対立は解決可能か？
- ■　もし，クラインショーエン夫人の娘が子どもを持つと決めたならば，子の遺伝疾患は，将来の世代にどのような影響を与えるか？
- ■　あなたは，この 15 歳の女性にどのようにアドバイスするか？

ケース 3

　アレン夫人は，乳癌の治療を受けて 6 カ月になる BRCA1 遺伝子陽性の患者である．BRCA1 遺伝子陽性の女性は，乳癌の危険性が 75%増えるとされている．アレン夫人には，二人の 10 代の息子とリンゼイという 12 歳の娘がいる．

アレン夫人は看護師に対して，自分のように BRCA1 遺伝子陽性なら乳癌と卵巣癌の可能性が高くなると，娘のリンゼイに伝えて欲しいと言った．また BRCA1 遺伝子検査を受けるように話して欲しいと言った．アレン夫人は，母として，リンゼイが検査を受けて陰性ならほっとするし，もし陽性なら，少なくとも家族が癌の予防にもっと力を入れることができると考えていた．

- あなたは看護師として，リンゼイさんに「あなたのため」に検査を受けたほうがよいと話せるか？
- もし，娘のリンゼイさんが検査を受けないと決めたら，どうするか？
- 家族が遺伝子検査に対して意見が合わないなら，あなたはどうするか？
- アレン夫人の息子に対してどう対応するか，検査を受けるべきだろうか？
- この種の診断では，その他の倫理的問題はどうか（秘密を守ること，将来，健康保険に加入できるかどうか）？

要約

　遺伝学は，医療の結果を変容させる能力を持っている．これは，医療の提供者と利用者の双方に重要なことである．看護師は，遺伝学教育，臨床，政策に対して積極的に参加する責任がある．医療の利用者に対して，遺伝情報を臨床的な情報として使えるようにするためには，看護師がより遺伝用語，内容，技術について詳しくなる必要がある．患者やその家族の代弁者としての役割を持っている看護師は，遺伝的医療の利用者が直面する倫理的，社会的質問に対処しなければならない．臨床での倫理的板ばさみに上手に対応する方法を評価することは，看護の焦点である．

　遺伝情報と技術によって，看護師は，ケアすべき患者それぞれに応じた情報を知ることができるようになる．よって，遺伝学は，良い点と新しい試練の両方を提示している．良い点はまだ現実化していないし，試練はまだ与えられていない．しかしながら，遺伝学という急速に発展している分野の知識に，看護師が気付いていなければ，その恩恵は実現できず，課題も解決できない．

用語解説

Affected：形質の影響を受けた：あるはっきりした特定の症状が現れている人を指す．

Allele：アレル（対立遺伝子）：染色体のある位置（座位）にある遺伝子のさまざまな組み合わせのうちの一つ．

Aneuploidy：異数性：1 本以上の余分な染色体，または欠落した染色体が存在し，染色体数が不均衡になること．

Autosomal：常染色体：細胞核を構成する染色体のうち性染色体を除いた染色体をいう．

Autosomal（dominant）：常染色体（優性）：特定の遺伝子変異（ヘテロ接合体）の一つのコピーを受け継いだ人に現れる表現型によって起こる特性や障害をいう．特に常染色体（非性染色体）の 22 対の中にある遺伝子によるものをいう．

Autosomal（recessive）：常染色体（劣性）：識別できる遺伝子型を発現するために特定の座位にある遺伝子変異の二つのコピーがある特性や障害をいう．特に常染色体（非性染色体）の 22 対の一つにある遺伝子をいう．

Balanced inversions：バランスのとれた逆位：遺伝的に何の減増も引き起こされない場合，通常，表現型としての異常は生じない．しかし，切断点での遺伝子の破壊により，遺伝疾患を起こす場合がある．

Base pair（bp）：塩基対：二重らせん DNA では，二つの窒素分子が弱い結合によりペアとなる．これらの塩基の特定の結合（アデニンとチミン，グアニンとシトシン）は，正確な DNA の複製を促進する．量を定められた時（例えば，8bp）はヌクレオチドの連続の物理的な長さをいう．

Carrier：キャリア（保因者）：劣性で，一つの染色体上の特定の部位に病気を引き起こす遺伝子変異を持ち，もう一つの染色体上の同じ部位には正常な対立遺伝子を持つ人をいう．また，バランスのとれた染色体再配列を持つ個人のこともいう（本人は発症しない場合が多いが，子孫が病気を持つことがある）．

Chromosome：染色体：DNA を含む物理的な構造で，クロマチンと呼ばれるタンパク質で支えられている．ヒトの細胞では，通常 46 本の染色体が 23 対のペアを作っている．22 対は常染色体であり，一対は性染色体である．

Congenital：先天性：出生時に存在しているが，遺伝性であるとは限らない．

Consanguinity：血縁：少なくとも一つの共通の祖先を持つ子孫間における遺伝的な

関係を示す.

Correlation：相関関係：ある変異（遺伝子型）の存在と結果として生じる物理学的な形質，異常，異常なパターン（表現型）との間の関連をいう．遺伝子検査に関しては，ある表現型である遺伝子型の存在が見られた時の頻度が，検査の陽性と予想される適中率を決定すること.

DNA（deoxyribonucleic acid）：DNA（デオキシリボ核酸）：生体の構造や機能を決定する遺伝子をコードする物質であり，ある世代から次の世代に遺伝的情報を伝達するもの.

Dominant：優性：常染色体優性，X染色体優性（伴性優性）の項目を参照.

Duplication：重複：DNA の余分な部分の存在であり，遺伝子のある部分，全体，一連の遺伝子のコピーが重複すること．通常，胚細胞（配偶子）が減数分裂の折に遺伝子複製が不平衡に起こることによって生じる.

Dysmorphology：異形学：奇形症候群の臨床的な研究のこと.

False Negative Result：偽陰性：検査で，実際は病気もしくは遺伝子変異を持っているにも関わらず，ある個体が影響を受けていない，または，ある遺伝子変異を持っていないと示されることを指す．すなわち，病気を持つ人が検査で陰性となること.

False Positive Result：偽陽性：検査で，実際には病気ではないか，もしくは変異を持っていない人が，病気であるとか，ある変異を持っていると示されることを指す．すなわち，本当は病気でない人が，検査で陽性を示すこと.

Familial：家族性：家族員一名以上に起こる表現形を指す．それには遺伝的，非遺伝的病因を含む.

Gene：遺伝子：染色体にそって直線状に並ぶ DNA の一区画からなる遺伝の基本ユニットで，ある性質や機能を伴う特定のタンパク質もしくはタンパク質の一部分をコードしている.

Gene therapy：遺伝子治療：遺伝病の実験的治療．それは，異常遺伝子の発現を正常に機能する遺伝子で置換，補足，操作するもの.

Genetic Counseling：遺伝カウンセリング：個人や家族に対する以下のような過程を指す．遺伝的疾患や奇形症候群，単発性の先天性欠損などを確認し，診断し，排除するなど価値判断すること，家族歴や遺伝の役割について議論すること，医学的に行える問題を同定すること，遺伝危険因子について計算し伝達すること，心理社会的な支援をし

たり，必要に応じて紹介すること．

Genetic Predisposition：（同義語: genetic susceptibility）遺伝的傾向：（遺伝的感受性）：病気の危険性を増やすことに関連した一つ，もしくは複数の遺伝子変異および存在や病気の危険性を増やすことを示す家族歴の存在などにより，特定の疾患に対する感受性が高まること．

Genome：**遺伝子（群）**：個体や種の染色体にあり，すべての遺伝的な情報やそれをサポートするタンパク質を含む完全な DNA 配列．

Genotype：遺伝子型：生物や細胞の遺伝的な構成を指す．ある座位にあり遺伝する特定の 1 セットの接合体を指すこともある．

Genotyping：遺伝子タイピング：個々に伝達する特定の対立遺伝子を明らかにする遺伝子検査．例えば，ABO 血液型で AO 型も AA 型も A 型といわれるように，一つ以上のある遺伝子の組み合わせが同じ臨床的表現を作る状態で特に有用である．

Haploid：一倍体：体細胞における通常の細胞は二倍体だが，その半分を持つ染色体を指す．配偶子，例えば卵子と精子の染色体の数はこれである．人間では 23 個の染色体で，それぞれの染色体の対から一つずつが組となる．

Hemizygous：ヘミ接合性：通常二つである染色体対の一つのタイプだけしか持たない個体を指す．通常の環境では，男性は X 染色体を一つしか持たないので，X 染色体に載る遺伝子をこのように呼ぶ．

Heterozygote：ヘテロ接合体：ある特定の形質あるいは状態．ある遺伝子座位において，通常は一つは正常でもう一つが異常である．二つの異なった対立遺伝子が伝達された個体を指す．

Homologous Chromosomes：（同義語: homologs）相同染色体（同義語:ホモログ）：特定のペアからなる二つの染色体を指す．通常一つは母からで，一つは父からであるが，同じ順序で同じ遺伝子座位を含んでいる．

Homozygote：ホモ接合体：ある形質もしくは状態を指すことばで，ある特定の座位に同一の対立遺伝子が伝達された個体を指す．

Incidence：発生率（罹患率）：新しい病気が起こる確率．通常，発症した数を誕生した数（全体数）で割って表現する．

Insertion：挿入：ある染色体から別の非相同染色体に物質が挿入される染色体異常を指す．つまり DNA 断片が，ある遺伝子あるいは DNA のある部分に挿入され，コード配

列を壊す可能性のある変異をいう.

Inversion：逆位：染色体の中の同じ配列の部位で切断され，ある DNA 断片が，逆になって再挿入される遺伝子再配列をいう.

Karyotype：核型：単一細胞の染色体を写真で示したもの，標準的な分類ができるようにそれらのバンドのパターンと大きさで対となる染色体を並べ直してある.

Marker：DNA マーカー：ある遺伝子の対立遺伝子の伝達や，伝達に伴って個々の多様性が分かるように，DNA のある断片を同定できるものを指し，連鎖解析に用いられる. RFLP（restriction fragment length polymorphism，DNA 制限酵素で切断する断片の長さによる多型）や VNTR（variable number of tandem repeats，20 塩基程度の長さの多型），マイクロサテライト（数塩基の長さの多型）などがその例である.

Mitochondrial Inheritance：ミトコンドリア遺伝：ミトコンドリアは細胞内小器官で，体内でのほとんどの ATP を産生するが，それ自身の遺伝子を持っている. そして，ミトコンドリア遺伝子の変異により，ある一定の疾患を引き起こすが，ミトコンドリアは精子に存在せず卵子から伝達されるため，常に母系遺伝する.

Mode of Inheritance：（同義語：inheritance pattern, pattern of inheritance）遺伝様式（同義語は，遺伝パターン）：ある遺伝形質や遺伝病がある世代から次の世代に伝達される形を指す. 常染色体優性，常染色体劣性，X 染色体優性（伴性優性），X 染色体劣性（伴性劣性），多因子遺伝，ミトコンドリア遺伝などがその例である.

Molecular Genetic Testing：（同義語：DNA-based testing, DNA testing, molecular testing）分子生物学的検査（同義語，DNA 由来検査，DNA 検査，分子検査）：遺伝子連鎖解析，塩基配列決定，遺伝子変異検出など，いずれかの DNA の解析によって行われる検査を指す.

Monosomy：モノソミー（一染色体性）：対立遺伝子が一つしかないことをさす. 部分的モノソミーは，染色体のある断片が一つしかないことを指す.

Mutation（sequence alteration）：変異（配列変異）：通常の遺伝子のどのような変化でも指す. 正常のもの（これは，多型と呼ばれる），病的，意義が分からないものがある.

Newborn Screening：新生児スクリーニング：特定の遺伝子疾患のリスクが高い乳幼児をスクリーニングし，できるだけ早期に治療を開始するため，出産から数日以内に行われる検査で，新生児スクリーニングが陽性であれば，さらに診断のための検査が行われ，その結果を確認し同定することになる. その後，遺伝カウンセリングが両親に対し

て行われる.

Obligate Carrier（obligate heterozygote）：絶対保因者（原因となるヘテロ接合体）：臨床的には発症していないが，家族歴の解析から遺伝子変異を持っていると思われる人を指す. 通常，常染色体劣性遺伝やX染色体劣性遺伝様式の遺伝病において使われる.

PCR（Polymerase chain reaction）：PCR（DNA ポリメラーゼ鎖反応）：DNA 断片を，1）変性，2）アニール，3）伸長の繰り返す三つのサイクルによって数百万個に増やす方法である. PCR は，分子遺伝検査において最もよく使われる方法で，1）検査を行うのに十分な量に DNA を増やす，2）それ自身を検査として用いる（対立遺伝子特異的増幅，三塩基伸長反応など）.

Pedigree：家系図：標準化したシンボルや言葉を用いて記載する遺伝的関係や家族歴を示す図のこと.

Penetrance：浸透率：特定の病気を起こす変異を持つ個人が，臨床的な症状を示す確率のこと. 多くは常染色体優性の場合に言及される.

Phenotype：表現型：遺伝子の表現の物理学的，生化学的特徴の表出のこと. すなわち，ある遺伝子型を持つ個人の臨床的な表出を指す.

Polymorphism（polymorphic allele）：多型（多型対立遺伝子）：一般人口において，ある程度高い程度で起こる症状を示さない遺伝子や DNA 配列，染色体の自然の多様性を示す（通常 1% 以上のものを指す）.

Polyploidy：ポリプロイディ（倍数性）：一細胞の中の染色体の数が通常の対（23 対）よりも増えていること.

Population Risk（background risk）：人口危険率（背景危険率）：一般人口で，その疾患にかかる，もしくはその遺伝子変異を持つ頻度を指す. しばしば，家族歴を持つ患者における危険率と比較するために，遺伝カウンセリングの過程で論議される.

Prevalence：有病率：ある時点での一般人口における症例の数.

Proband（index case, propositus）：プロバンド（最初のケース，発端者）：ある遺伝性疾患を持つ家族の中で病気が明らかになった人を指す. 遺伝相談に来た人であるとは限らない.

Sensitivity：感度：検査された個人が，実際に発症しているか，または，遺伝子変異を持っている時に，検査で陽性であると示される頻度のこと.

Sequence Alteration（mutation）：配列変異（変異）：通常の状態から遺伝子が変化し

ていることを指す．良性（一般的に，多型と呼ぶ）のこともあるし，病的，不明の時もある．

Susceptibility：感受性，影響を受けやすいこと：病気や遺伝的形質が陽性の所見を示すこと．

Susceptible Gene（predisposing mutation）：感受性遺伝子（変異の傾向）：ある個人が病気になる確率を増やす遺伝子変異を指す．このような変異が伝達された場合，発症する可能性は高くなるが，確実ではない．

Telomere：テロメア（染色体末端部位）：それぞれの染色体の末端にある断片で，それぞれの細胞が分裂する折に，染色体複製を調節する反復 DNA 配列からなる．テロメアの一部は，細胞が分裂するごとに失われ，結果として，テロメアがなくなった時に細胞が死んでしまう場合もある．

Tetraploidy：テトラプロイディ（四倍性）：一細胞の染色体数が通常の四倍対を持っていること（ヒトであれば，一細胞あたり 92 個の染色体を持つ）．

Translocation（chromosome rearrangement）：転座（染色体再組み換え）：すべての染色体もしくは染色体の一部が，他の染色体や断片と結合するか交換される染色体変化で，減数分裂の時に一緒になりハブリッドとして凝集する．バランス化された転座（染色体の内容は変わらない）では，通常，表現形は変わらないが，転座の切断点で遺伝子が壊れるため，遺伝病として知られる病気を起こすこともある．バランス化していない転座（染色体の内容の変化がある）では，通常異常な表現形を示す．

Triploidy：トリプロイディ（三倍性）：一細胞の染色体数が通常の三倍対を持っていること（ヒトであれば，一細胞あたり 69 個の染色体を持つ）．

Trisomy：トリソミー（三染色体性）：単一の余分な染色体が存在することで，通常対を作る染色体が三つあるため特定の病気を引き起こす．部分的トリソミーは，染色体のある断片が余分に存在することをいう．

Unaffected：発症していない者：臨床的に判断される症状を提示しない個体を指す．

Unbalanced inversions：バランスの取れていない逆位：染色体中の遺伝子の増減がある場合は，ほぼ常に異常な表現型を引き起こす．

Variable：変わりやすい：ヒトにおいてある遺伝子の発現が異なっている場合を指す．

Expression：発現：同一の家系においてさえ，同じ遺伝子変異を持っている家族の中で遺伝病の臨床症状が多様であること．

X-linked Dominant：X染色体（伴性）優性：X染色体にある遺伝子の変異によって引き起こされる優性の形質もしくは病気を指す．表現形は，男性（X染色体が一つ）でもヘテロ接合性の女性でも示される．罹患した男性は，女性と比較してより重篤な表現形を示す傾向にある．

X-linked Recessive：X染色体（伴性）劣性：X染色体のある遺伝子の変異が，遺伝子変異によりヘミ接合性の男性もしくはホモ接合性の女性において発現される遺伝様式．変異遺伝子の一つのコピーしか持たない保因者となる女性は通常表現形を示さないが，X染色体の不活性化により，様々な臨床表現形を呈する場合もある．

（以上の定義はこのホームページを参考に記載した

http://www.ncbi.nlm.nih.gov/genome/guide/human/）

参考文献

American Nurses Association. (1998). *Statement on the scope and standards of genetics clinical nursing practice.* Washington, DC: American Nurses Publishing.

American Nurses Association. (1999). *Code of ethics for nurses with interpretive statements.* Washington, DC: American Nurses Publishing.

Andrews, L., Fullarton, J., Holtzman, N., & Motulsky A. (1994). *Assessing genetic risks: Implications for health and social policy.* Washington, DC: American Association of Colleges of Nursing.

Collins, F. (2004) Genetics and nursing science. *Nursing Research.* 52(2), 3-6.

International Society of Nurses in Genetics. (1998). *Statement on the scope and standards of genetics clinical nursing practice.* Washington, DC: American Nursing Association.

Jenkins, J. & Collins, F. (2003). Are you genetically literate? *American Journal of Nursing*, 103(4), 13-15.

Lea, D., Jenkins, J., Francomano, C., & Francomano, C. (1998). *Genetics in clinical practice: New directions for nursing and healthcare.* Boston: Jones & Bartlett.

The Human Genome Project: http://www.ncbi.nlm.nih.gov/genome/ guide/human/

Williams, J. (2002). Education for genetics and nursing practice. *AACN Clinical Issues*, 13(4), 492-500.

第 4 部

看護におけるケアリングとしての
技術力の理論の発展

高度なテクノロジーは，現代の生活に不可欠であり，人間と環境との関係において社会の発展とともに常に変化する技術領域（Universal Technological Domain, UTD）である．テクノロジーと深い関わりがある医療場面においては，人がケアを受ける際に物として扱われる危険性がある．

第 12 章

看護におけるケアリングとしての技術力の理論の発展：社会の発展とともに変化する技術領域*（UTD）

---

*Locsin, R.C., & Purnell, M.J. (2015). Advancing the theory of technological competency as caring in nursing: The universal technological domain. *International Journal for Human Caring*, 19(2), 50-54. (Used with permission).

はじめに

　高度なテクノロジーは，現代の生活に不可欠であり，人間と環境との関係において社会の発展とともに常に変化する技術領域（Universal Technological Domain, UTD）である．ここでは，UTD を考慮し現代の『看護におけるケアリングとしての技術力（Technological Competency as Caring in Nursing, TCCN)』の理論を発展させて説明する．

　医療において，テクノロジーはあらゆるケアの環境にあり，日常的なものになってきた．特にテクノロジーのニーズが高い医療場面では，ケアの受け手（患者や家族）が物として扱われる危険性が高まる．そのため，患者を「かけがえのない人」として捉えることが重要である．看護師は，現代の複雑で競争的な医療技術の要求に応えながら，ケアリングとしての看護を行わなければならない．

　UTD だけでなく，患者を理解することに焦点をあてた看護理論は，看護師を支援するために極めて重要であり，ケアの中で患者をかけがえのない人として捉えるために有用である．

　有能な看護師は，テクノロジーを活用して看護に必要な情報を得る．特に高度な技術を必要とする領域において，技術的視点を持つ看護師の判断力は，患者を理解するための高度な能力である．これにより，患者を全人的に理解することができ，またその卓越した看護の価値は高く評価される．

　TCCN（Locsin, 2005）は，独自の中範囲理論であり，看護とテクノロジー，そしてケアリングが調和・共存する中で，テクノロジーを活用して人を理解することを明確にした．

TCCN 理論では，①テクノロジーを用いて患者を深く理解すること，②看護師と患者が相互にケアの計画を考えること，③患者自身もケアに参加すること，これら三つの重要な側面は，かけがえのない人として「患者を理解すること」に焦点を当てている．

　テクノロジーを活用して人を理解するという理論に基づいた看護は，結果と

して質の高い看護となり，ハイテク環境における看護の発展に寄与する．

　TCCN 理論による看護は，看護師が患者の人間性を尊重しながら，進歩するテクノロジーの世界との距離を縮めるだろう．これにより患者の満足感が得られ，理想的な患者の健康につながる専門的看護になる．

背景

　現代社会において，人を大切にすることにますます関心が注がれている．医療において，特に侵襲的技術が日常的に行われる中，かけがえのない人として患者を捉えることが重要である．このことを，看護ほど強く感じている学問領域はない．それは，看護師が病院やその他の一次医療施設から訪問看護に至るまで高度な医療機器を用いた環境で，看護の基礎となるケアを行わなければならないからである．

ハイテク環境下の看護では，心を込めた思いやりであるケアリングを通してかけがえのない人として患者を捉えること，一方で，看護を行うための観察，解釈，実施するためのテクノロジーとの間で葛藤がある．

　Polkinghorne(2004)は，科学的方法論を思考基盤としている文化において，テクノロジーの世界観が十分に浸透した時，「technification（技術的な方法の採用と負担）」（p. 25）が起こることを指摘した．看護師は，専門性やケアによる看護への評価よりも，戦略に基づく測定可能な費用対効果の成果の向上，診断群分類法（DRGs）による患者在院日数の短縮といった，緊張感に満ちた医療環境の変化のもとで仕事をしている．その中で，患者をかけがえのない人として捉えることの大切さに対する要求は変わらない．ところが，看護師は，患者を全人的に捉える視点を失いがちになる．TCCN の考え方を実践することによって，看護師は再び患者を全人的に捉えることができるようになり，看護としての基本的価値観を取り戻すだろう．

　医療におけるテクノロジーの支配やテクノロジーへの依存，そして理論に基づく実践を進めるための教育の要請があるが，次の疑問は重要である．

　テクノロジーに囲まれた医療で，看護理論に基づく実践を行うことによってかけがえのない人として患者を理解することができるのだろうか？現代と未来の看護において，かけがえのない人として患者を理解することは，人の健康を管理する重要な価値，意味，そして実践のために，不可欠だろうか？

目的

　この論文の目的は，TCCN の理論的な考え方を通して，看護の対象となる人を理解するための看護の過程を明確にする（Locsin, 2001, 2005, 2009, 2010; Locsin & Barnard, 2007）．また先端技術に囲まれたな医療環境の中で（図 12.1），人とテクノロジーが共存し（Purnell, 2005），共に創造する世界で，患者や家族をかけがえのない人として理解するための示唆を与えることである．
　多くの場合，医療で示される人間性の概念は，思いやりのある看護を実践するために不可欠である．看護において，患者をかけがえのない人として捉えるために重要なことは，看護の理論に基づく見方である．効率的で質の高い看護を行うため，明確な看護理論に基づいて看護師が医療テクノロジーを使用すれば看護ケアを実践できるようになる．
　人は，希望，夢，および志を持って生きている（Boykin & Schoenhofer, 2001）．人は，考え，想像し，革新し，創造する能力を持っており，予測することが難しい．ハイテクを用いた看護場面には，テクノロジー環境の動的な境界域があり（図 12.1），そのような状況で，テクノロジーが患者の理解をどのように促進するかという問題は，人間がどのように看護するかについての理解に挑戦することである．技術的な工夫やツールを使わずに看護師と患者の人間らしさで自然にお互いを理解するようになる．これらの哲学的で学問的な問いは，臨床実践と密接に関係している．つまり，テクノロジーに精通した看護師は，その技能により，テクノロジーをさりげなく扱うことができる．そのような看護師は，テクノロジックな環境と一体化しているといえる．

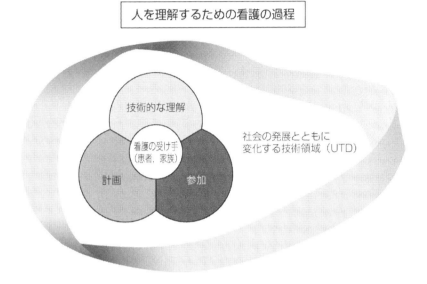

図 12.1　**看護におけるケアリングとしての技術力の理論と人を理解するための看護の過程**

看護におけるケアリングとしての技術力の理論

　テクノロジーはあらゆる場面にあり，看護師と患者のために活用でき，ケアの質やその重要性を変化させる．TCCN理論（2005）では，技術力とは看護におけるケアリングとして表現されるものの一つである．その理論によると，テクノロジーを上手く扱える看護師は，ケアリングの能力も高いと述べられている．

　次の五つの前提は，患者をかけがえのない人として理解し，テクノロジーを用いてその人を理解することについて，理論的看護過程を展開する要素を与える．

理論の前提

■　*人は，人間性に基づいてケアされている*（Boykin & Schoenhofer, 2001）．

看護では，ケアリングは本質的な焦点として理解されている．ケアリングは，看護として行動や感情を他者に向かって表現するだけではなく，人間性を含めた全体的な領域の内容を表現している．「人はケアする」ということが，看護の基盤である．

■ *全体性の概念は，一貫性のある考え方である*（Locsin, 2005）．***全体性の概念は，部分の構成に関係なく（障害があったとしても）人は完全であるという認識である．*** この理念は，看護師が看護の中でその人を変えようとすることや，足りないものや失われた「部分」を満たすことよりも，むしろ，闘病生活の中での患者や家族の生きた経験を分かち合うものである（Boykin & Schoenhofer, 2001）．

■ *人を理解することは，多次元的な過程であり*（Locsin, 2005），看護師と患者はケアの参加者として，互いを承認し，賞賛し，肯定することに焦点をあてている．

■ *医療や看護のテクノロジーは，ケアリングの要素である*（Locsin, 2005）．テクノロジーは人をよく理解するために有用である．看護において，患者をケアの対象としてでなく，積極的にケアに貢献している者として理解することが重要である．

■ *教育や専門的な実践としての看護*（Boykin & Schoenhofer, 2001）．ケアリングを基盤にした実践学問として UTD を考えるとき，それは重要な示唆を与える．

　以上の前提は，TCCN 理論の重要な要素である．テクノロジーを用いて全体として人を理解すること（Locsin, 2009）は，看護師が人を理解するために新たな示唆を与える．

　Carper（1978）のケアリングに関する最初の研究が出版されて以来，その後の看護の研究者は Carper の研究成果を検討し，発展させ，実践に適応できるように努め，論述してきた．しかしそれは，特に高度に技術的な医療環境で人を理解するためには不十分であった（Purnell, 2009）．看護師が人のケアにテクノロジーを上手く用いれば，人を全体として理解することを促す機会となる．看護師は看護の真の目的として，質の高い看護に取り組むことを強く望んでい

る．

　看護の過程で人を理解することは，専門的で高い技術が求められる環境で，高度な知識に基づき，患者を理解するための意図的，計画的，信頼される出会いという看護の場面から明らかにされている．

　UTD の三つの多次元的要素は，看護師の看護を導くのに役立ち，統一体としての人間を理解するために情報を提供する．

　技術的な理解は，テクノロジーを活用して人間を意図的に理解することである．この過程で，テクノロジーから得られる客観的データを通して，深い患者理解が進んでいく．これは，看護師が患者を非人間的なケアの対象としてではなく，ケアの参加者として理解し，患者の世界（心の中）に入り看護師と患者が心を通わせることを進める．技術的な理解により，人間が刻々と変化し，動的で予測ができないことに気づく．

　計画は，看護師と患者が互いに充実したケアの過程を創造し，人を理解するための多次元的過程である．看護師はケアの質を高めるために患者の望みに対する計画を考えることができる（Locsin, 2010）．

　参加は，ケアをするために人を理解する重要な機会を与える．この関係性において，実施と評価のサイクルは，看護師が患者の世界に入り，患者と気持ちを通わせ，理解を促進する（Locsin, 2010）．

社会の発展とともに常に変化する技術領域（UTD）内での理解の発見と発展

　心のこもったケアのためにテクノロジーを使用して人を理解することは，UTD の三つの多次元的要素である，「技術的な理解，計画，参加」という一連の過程から得られる患者に対する深い理解や気づきを与える．経験的知識に基づき看護することや，人のケアにテクノロジーを用いて，継続して人を理解することは，看護の知識の発見を進め発展させる．

　現代の看護に組み込まれたテクノロジーを多次元的に概念化すると，UTD は図 12.1 のメビウスの輪によって示され，看護師と患者の相互の活動はその輪の中にある．

UTD は複雑，複合的，動的であるが，ここでは新たな気づきと，患者理解を促進する．

理論的概念の展開：テクノロジーを熟知した看護師

　現代の看護は「人を理解する」ことを，看護の過程として重視し，その過程でテクノロジーを通して人を理解する（Locsin & Purnell, 2009）．テクノロジーを熟知し，卓越した実践力をもつ看護師は，「実践力」だけでなく，「理解する能力」があり，優れた判断力もある（Polanyi, 1962, p.54）．そのような看護師は，救急医療の場面における人のニーズに対し，研ぎ澄まされた複雑なケアリングとしての看護を行うことで，患者の命を維持し，回復させる．「人を理解する」ための実用的方法は，以下の過程を明らかにする．

　看護におけるテクノロジーは，人がケアに参加するために活用され，人を修復するためではなく，再構築するために用いられる（Boykin & Schoenhofer, 2001）．人は病気や障害を抱えていたとしても，常に完全な存在である．ケアリングに基づく看護は，テクノロジーを活用して人を理解する過程を通じて，有益なものとなる．またその成果は明確である．

　テクノロジーが，人を全人的に理解する能力を高めることにより，看護師－患者間の距離を縮めるが（Locsin & Purnell, 2007），テクノロジーは看護師と患者を引き離す可能性もある．そのような状況は，看護師が意図的に，患者を物として扱う場合に起こり得る．患者が持つ希望，夢，生きる望みを，理解する必要性を認識していない場合も同様である．残念ながら，看護師は人の部分に着眼した医学的見解と，全人的なケアリングの立場の間で迷うことがある．

　看護師は様々な状況下で，進歩するテクノロジーが患者との距離を遠ざけるのではないかと懸念する．なぜなら看護師は，医療技術に対し，過大な注意力を求められるからである（Locsin, 1999）．しかし，テクノロジーを通じて，患者の重要な情報をより正確に入手することで，患者の状態を正しく評価することができる．また看護師は，テクノロジーよりも，むしろ患者とともに存在しているという事実に注目することが重要である．

　しかし，テクノロジーの特質が重視されると，看護師はケアリングとしての看護が持つ優れた表現よりもむしろ，テクノロジーを扱う力やテクニックを優先してしまう．人の全体性と完全性において，人間，看護，テクノロジーを活用して人を理解するという概念上の葛藤は，期待される目的と焦点が異なることだと解釈されている．

　ここで，私たち独自の論点に立ち返ってみる．

テクノロジーのニーズが高い医療場面では，ケアの受け手が物として扱われる危険性が高い．「かけがえのない人」として捉えることはできるのだろうか？

　もし，看護理論が，人間の内的・外的な環境としてのテクノロジーを肯定的にとらえて現代の実践に応えるのなら，あるいは，ケアリングに基づいて人を全人的に理解する実践過程の必要性に応えるのなら，その答えは明らかに肯定的なものであり，人が物として扱われることはない．

人間性と全人性

　人を全人的に捉えることは，人工的な部位の有無に関わらず，その人を物としてではなく，人として理解するための基盤となる．Unitary transformative paradigm（Newman, Sime & Corcoran-Perry, 1991）の考え方では，人体の部分が欠けていても，五体不満足であるとは考えない．人間科学の観点では，人間はその身体的部分の集合体以上のもの，あるいは全く異なるものであると理解されている．それゆえ，個人はいつでも全人的であり続ける．

　人間の存在意義に関する他の説では，完全性の考え方が含まれている．この考え方は，完全性のパラダイム（Parse, 1987）に基づいている．人間の完全性とは，人間が必要とする部分が十分に備わっていることを意味する．人間の全体像は，解剖学や生理学的な研究から理解されており，それゆえ完全であることが，人間の理想的な姿であると考えられている．

完全性の考え方では，人はすべての身体部分が完全であるときに「正常」であ

　この考え方の意味するところは，身体の一部が失われると人間として不十分とみなされ，物として扱われる危険性がある．患者を物として扱うことは，看護師が単に業務を実践する時に，人がケアの対象物としてみなされる．あるいは，看護師によって「看護される」のを辛抱強く患者として待つというような受け身の存在として捉えられる．しかし，患者をケアの参加者として捉えた場合，患者の全体像がケアの過程で見えてくる．この過程では，患者を人として理解したいという熱意が必要である．看護師による理解は，評価，計画，人間らしさを維持するための献身的な看護により患者理解が進む．患者のために何かをするのではなく，看護師と患者が相互に理解できるようになる.

看護とその実践に重要なこと

　看護にとって重要なことは，人を人として十分に理解しようと努めることであり，ケアの対象物として人を見る概念から脱却することである.
　看護師は人を全人的に理解するために，可能な限り創造的で想像力豊かな方法を用い，その概念を認識し，認めるべきである．看護師は患者の人間らしさを維持し続けるために，患者をより全人的に理解するために重要な看護の原点に戻る必要がある.

看護におけるコミュニケーション

　看護師が看護場面で洞察力と鋭い感覚を持てば（Boykin & Schoenhofer, 2001），テクノロジーによってケアを受ける場面で，テクノロジーを用いて人を理解し，テクノロジーを活用して人をケアする様々な方法が理解され，患者との意思疎通ができる.
　看護師の思慮深く，知識深く，理論に基づいた感性の高い看護は，現代および未来の看護において，人をかけがえのない人として捉え，思いやりのある看護を行うために深い影響を与える.

看護研究の特徴

　看護の現象は，看護研究で明らかにされ，説明される．現在，関心が持たれている現象は，テクノロジーの影響と，看護師が患者を全人的な人として，より深く理解し「ケアすること」，また患者の側からの「ケアを受けること」である．これらの概念は，次の研究によってさらに明確になった（Locsin et al., 2010; Locsin, 2010; Kongsuwan & Locsin, 2011; Locsin & Kongsuwan, 2013）．これらの研究結果は，TCCN 理論に適切に合致し，他の研究の発展に寄与した．将来的には，看護とテクノロジーに関連した患者の経験に関する研究が行われるだろう．精神的・霊的影響をもつテクノロジー　（Pajunen, Purnell, Tiller & Dibble, 2009），人間と機械技術，あるいは看護ロボットによるケアリングの必要性と影響，テクノロジーへの依存，あるいはその実践から生じる倫理的ジレンマが，今後の研究に重要な道筋を与えるだろう．生物工学的な技術による人工関節，人体への埋め込み装置，人工組織などによる治療を受けた人の体験は，看護師が患者を全人的に理解し，取り組んでいかねばならない生命科学の研究課題となる．

　看護師のバーンアウト現象，過労の看護師に「リフレッシュ休暇」を与えるための将来の看護ロボットの可能性は，TCCN 理論に基づいた実践の妥当性を深める研究となる．未来の夢であった「看護ロボット」（Locsin & Campling, 2005; Campling, Tanioka & Locsin, 2007; Locsin, 2011; Fuji, Yasuhara, Tanioka, Purnell & Locsin, 2012; Miyagawa et al., 2012; Tanioka & Locsin, 2012; Yasuhara, Tanioka & Locsin, 2012）は，個人向けの特殊な支援技術として今や現実のものになりつつある．

　人類，クローン人間，未来の人類，ポストヒューマンなどに着眼したテクノロジーの進歩は，看護師にとって単なる想像上の事柄ではなくなりつつあり，感性と知識化されたケアリングによる看護を包含しながら，急速に現実化されている．ケアを取り巻く多様な環境，テクノロジー，高度な技術を要する看護場面では，UTD の中でテクノロジーを活用する看護におけるケアリングとしての技術力の必要性を明らかにするだろう．

結論

　看護師に求められていることは，極端な技術的環境の中で，看護の対象は人であるという重要性を自覚し，TCCN 理論の影響の及ぶ範囲を理解することである．

看護におけるケアリングとしての技術力を通して，看護師はテクノロジーに依存した社会の中で，独自の実践ができる．

　この考え方によって，UTD の中で行われる看護は，ケアの中で人を人として大切にすることに焦点が当てられる．

　複雑な社会環境のもと看護師と患者との間で，互いに満足感が得られるような，患者や家族のケアへの参加を支えることが重要である．看護におけるケアリングとしての技術力を維持することは限界がある．しかし，看護師が技術的な創造物によってサービスを受けることはあっても，人のための独自の人的サービスがテクノロジーに支配されることはない．

参考文献

Boykin, A. & Schoenhofer, S. O. (2001). *Nursing as caring: A model for transforming practice. Sudbury, MA*: Jones & Bartlett.

Campling, A., Tanioka, T., & Locsin, R. (2007). Robots and nursing systems: Concepts, relationships, and practice. In A. Barnard & Locsin, R. (Eds.), *Technology and nursing: Practice, process, and issues* (pp.73-89) Hampshire, United Kingdom: Palgrave-Macmillan.

Carper, B. A. (1978). Fundamental patterns of knowing in nursing. *Advances in Nursing Science*, 1(1), 14-24.

Fuji, S., Yasuhara, Y., Tanioka, T., Purnell, M. J., & Locsin, R. C. (2012): Required competencies for assistive-care robots for nursing, *Proceedings of the 8th International Conference on Natural Language Processing and Knowledge*

Engineering (KLP-KE12), (pp. 557-559). Hefei, China.

Kongsuwan, W. & Locsin, R. C. (2011). Thai nurses' experience of caring for persons with life-sustaining technologies in intensive care settings: A phenomenological study. *Intensive and Critical Care Nursing,* 27(2), 102-110.

Locsin, R. C. (1999). Development of an instrument to measure technological caring in nursing. *Nursing and Health Science,* 1(1), 17-24.

Locsin, R. (2001). Practicing nursing: Technological competency as caring in nursing. In R. Locsin, (Ed.), *Advancing technology, caring, and nursing* (pp. 88-95). Westport, CT: Auburn House, Greenwood Publishing Group.

Locsin, R. (2005). Technological competency as caring, and the practice of knowing persons as whole. In M. E. Parker (Ed.), *Nursing theories and nursing practice (2nd ed.)*. Philadelphia, PA: F.A. Davis.

Locsin, R. C. (2009). 'Painting a clear picture': Technological knowing as contemporary process of nursing. In R. Locsin, & M. J. Purnell (Eds.), *A contemporary process of nursing: The (Un) bearable weight of knowing in nursing* (pp. 377-393). New York, NY: Springer.

Locsin, R. C. (2010). Rozzano Locsin's technological competency as caring and the practice of knowing persons in nursing. In M. E. Parker, & M. C. Smith (Eds.), *Nursing theories and nursing practice (3rd ed.)*. Philadelphia, PA: F.A. Davis.

Locsin, R. & Barnard, A. (2007). Technological competency as caring in nursing: A practice model. In A. Barnard, & R. Locsin (Eds.), *Technology and nursing: Practice, process, and issues* (pp. 16-28*)*. Hampshire, United Kingdom: Palgrave-Macmillan.

Locsin, R. & Campling, A. (2005). Techno sapiens, neomorts, and cyborgs: Nursing, caring, and the post human. In R. C. Locsin (Ed.), *Technological competency as caring in nursing: A model for practice*. Indianapolis, IN: Sigma Theta Tau International.

Locsin, R. C., Campling, A. S., Purnell, M. J., Tulloch, S. P., Kissel, K., & Wilson, G. Z. (2010). The lived experience of persons with life-sustaining cardiac devices. *International Journal for Human Caring,* 14(1), 44-50.

Locsin, R. C. & Kongsuwan, W. (2013). Lived experience of patients 'being cared for' in ICUs in Southern Thailand. *Nursing in Critical Care,* 18, 200-212, doi:10.1111/nicc.12025

Locsin, R. C. & Kongsuwan, W. (2011). The invisible person in a technological world of nursing practice. *UPNAAI Journal of Nursing,* 7(1), 27-31.

Locsin, R. C. & Purnell, M. J. (2007). Rapture and suffering with technologies in nursing. *International Journal for Human Caring,* 11(1), 38-43.

Locsin, R. C. & Purnell, M. J. (Eds.). (2009). *A contemporary process of nursing: The (Un) bearable weight of knowing in nursing.* New York, NY: Springer.

Locsin, R. C., Purnell, M. J., Tanioka, T., & Osaka, K. (2011). Human rights and humanoid relationships in nursing and complexity science. In M. Ray, M. Turkel, & A. Davidson (Eds.), *Nursing, caring, and complexity science* (pp. 345-360). New York, NY: Springer.

Miyagawa, M., Fujita, K., Sato, M., Fujimoto, A., Yasuhara, Y., Sakamaki, S., Kawanishi C., Tanioka, T., & Locsin, R. C. (2012). A robot system to support psychiatric nursing management: PSYCHOMS, *Proceedings of the 8th International Conference on Natural Language Processing and Knowledge* (pp. 567-570), Hefei, China.

Newman, M. A., Sime, A. M., & Corcoran-Perry, S. A. (1991). The focus of the discipline of nursing. *Advances in Nursing Science,* 14(1), 1-6.

Pajunen, G. A., Purnell, M. J., Tiller, W. A., & Dibble, W. E. (2009). Altering the acid-alkaline balance of water via the use of an intention-host device. *Journal of Alternative and Complementary Medicine,* 15, 963-968.

Parse, R. R. (1987). *Nursing science: Major paradigms, theories, and critiques.* Philadelphia, PA: W.B. Saunders.

Parse, R. R. (2000). Paradigms: A reprise (Editorial). *Nursing Science Quarterly,* 13, 276.

Polanyi, M. (1962). *Personal knowledge: Towards a post-critical philosophy.* Chicago, IL: University of Chicago Press.

Polkinghorne, D. E. (2004). *Practice and the human sciences: The case for a judgment-based practice of care.* Albany, NY: State University of New York Press.

Purnell, M. J. (2005). Inside a Trojan horse: Technology, intentionality, and metaparadigms of nursing. In R. Locsin (Ed.), *Technological Competency as Caring in Nursing* (pp. 42-68). Indianapolis, IN: Sigma Theta Tau International Press.

Purnell, M. J. (2009). Phoenix arising: Synoptic knowing for a synoptic practice of nursing. In R. C. Locsin. & M. J. Purnell (Eds.), *A contemporary process of nursing: The (un)bearable weight of knowing in nursing* (pp. 1-16). New York, NY: Springer.

Tanioka, T. & Locsin, R. C. (2012). Feasibility of developing nursing care robots, *Proceedings of the 8th International Conference on Natural Language Processing and Knowledge* (pp. 567-570), Hefei, China.

Yasuhara, Y., Tanioka, T., & Locsin, R. C. (2012). Adoption of medical welfare robots inmedical environments and its ethical issues. *Proceedings of the 8th International Conference on Natural Language Processing and Knowledge Engineering* (KLP-KE12) (pp. 560-562), Hefei, China.

第　5　部

付　　　録

付録 A

ケアリングとしての技術力：
実践モデルによって支持される看護の存在論と
認識論の問題（2005 年）

以下は，看護が別の専門的観点から見た看護実践との矛盾を指摘できるように，看護の存在論と認識論を高めるように設計された質問である．

- 看護の知識は，実験データに基づくべきか？
- 看護は実証的データに基づくべきか？もしそうならば，なぜか？
- 看護は医学に似せるべきではないか？もしそうならば，なぜか？
- 看護の焦点は患者の健康か，積極的に心身の健康維持・増進を図ろうとする生活態度・行動にあるのか？
- 看護師は，患者の健康を達成，維持，保持する際に，人とは何かを理解する必要があるのか？
- 看護師は，患者の健康を達成，維持，保持するという望まれる成果を達成する際に，医師のように行動するのか？
- 先進的医療において看護師は，看護の適切な観点からケアを提供することができるのか？
- 看護が医学のようなものであるならば，看護実践が医療行為のようなものであるならば，この実践によって，看護師がその瞬間の全人的で全体としての人に焦点を当て，また人の健康を達成，維持，保持することができるならば，看護師は看護しているといえるのか？
- 看護師が看護することで，患者の健康が達成，維持，保持されるならば，患者は看護されており，看護は職業としての社会的必要性を満たしているといえるのか？専門的サービスの専門家といえるのか？

付録 B
テクノロジーを使う技術力がある看護師は
ケアリングもできる（2015 年）

By Rozzano C. Locsin

徳島大学名誉教授．フロリダアトランティック大学名誉教授

はじめに

　「テクノロジーを使う技術力がある看護師はケアリングもできる」という前提は，『*看護におけるケアリングとしての技術力（TCCN）*（Locsin, 2005）』の理論から考え出された．技術力だけの思いやりに欠ける人はケアリングを十分に表現できないし，技術的に有能と考えている一部の人は，患者のケアよりもテクノロジーを習熟することに重点を置いているようにも見える．

　TCCN は，「看護の視点を基盤としている技術的に有能な看護師は，看護におけるケアリングを表現することができる」という概念の臨床現場における理論的裏付けとなる．

　Roach（1987）が述べるケアリングの特徴の一つである，有能であることは，看護師が患者を十分に理解するために重要である．看護師に期待されているのは優れたケアであり，看護におけるケアリングの表現としての技術力は，それを説明している．

看護におけるケアリングの普遍性

　看護におけるケアリングの考え方を広めていくために最も重要なことは，ケアリングとしての看護の実践である．ケアリングの科学と一般に称される，学問の実質的な焦点となるケアリングは，看護におけるケアリングの科学的基盤について深く考察する機会を与える．様々な哲学は，看護におけるケアリングを考えるためのヒントを与え，様々な科学は看護におけるケアリングの根拠となる．

　看護という現象は，看護研究にとって知識を発展させる重要なものとして認

識されている．生物学的現象は生物学者の，化学的現象は化学者の研究の対象であるということを述べておく．それゆえに，看護の科学者が，看護研究の対象領域として，看護という現象を明らかにすることが重要であることを強調するのは理にかなっている．例えば，Boykin と Schoenhofer（2005）は，看護師と患者（看護する人とされる人）の間で共有された生きた体験が，ケアリングとしての看護に不可欠な部分を確固たるものにするために重要であることを明らかにした．

テクノロジーと人の全体性

論理的実証哲学の考え方は，全ての部分の総和として「人間の完全性」を理解する方法を提供する．全体性の考え方では，「身体の全ての部分がそろっている（五体満足な）ことが人間である」．この考え方から，技術的な進歩は人間の欠損する部分や損傷した部分を補うための人間の部分を作り出すことに成功した．これらの人工的または機械的，電子的，非生物的部品や，移植された臓器，またはバイオテクノロジーなどにより再生・復元された有機的部品は，現在，高く評価され，絶賛されている．

テクノロジーは，ケアリングを実践し，看護する人とされる人が，ケアの中で成長するという本質的な価値をもたらすだろうか？『看護におけるケアリングと技術力』を理解するための三つの技術的側面を以下に記載する．

- 機械的（人工装具）あるいは有機的（移植臓器）な人体の部分的置換など，怪我をしたり，病気により治療が必要な部分を補うための補完技術．
- 機械技術としてのテクノロジー．看護活動を補助するためのコンピュータや装置など．
- 看護ケアを実践するために必要とされる人間と人間の活動をまねたテクノロジー，例えば サイボーグ（サイバネティック有機体）あるいは人型ロボット，そして「ナースロボット」や「ロボナース」（Locsin & Barnard, 2007）．

　看護師の代わりとなるテクノロジーが注目されている．それは，人間の看護師が時代遅れだとか，時代遅れになるということではなく，看護がさらに社会から必要とされているからである．その一つは，看護実践に対する需要であり，医療に不可欠な技術的に有能な看護師が求められている．

テクノロジーの結果

　人を理解するための看護師の能力を強化するために，テクノロジーは役立つ．これによって，患者にとって看護師はより近い存在になるだろう．高度なテクノロジー機器から得られたデータによって，患者の重要情報を得ることができ，ケアリングに専念することができる．TCCN は，専門的知識や技術を必要とする環境下でケアを行う経験豊富な看護師によって実施される，意図的で，慎重で，信頼すべき活動の熟練した技術の証明となる．現代の看護に不可欠な実践モデルは，技術力を通して表現することができる看護におけるケアリングの実践である．

　看護は実践の学問であり，「人を理解する」過程は看護実践に役立つ．看護におけるケアリングとしての技術力の枠組みを構成する中核概念は，テクノロジー，ケアリング，能力である．ヒューマンケアのために看護のテクノロジーを用いて人を理解することは重要である．

　社会の発展とともに変化する技術領域（UTD）はあらゆるところにみられる．UTD は，テクノロジーを用いて人に対してケアを行ったり，人を理解するために絶えず変化している動的なもので，連続的にケアが行われているところに存在する．メビウスはこの力学の基本的となる図である．これは，ケアリングとしての看護の流動的で予測不可能な過程の概念的実態を表すことができる．

　メビウスは，特定の動きが元の点に“戻って”いくのではなく，むしろ方向を変えていることを示している（表面の片側から別の方へ移動しているが，その表面を移動しているのではない）．人を理解する看護の過程は，まさにそれである．人を理解することは三つの要素から成り立っている．テクノロジーを用いて人を理解すること，看護師と患者が一緒にケアを計画すること，ケアに参加することである．このような生き生きとした事象は，変化し，予測不可能で，

連続的な過程である．そのため，その軸の中をさらに移動している間に，UTD
の至る所を，連続的に移動していく（Locsin & Purnell, 2015）．これらの三つ
の活動において，テクノロジーは，看護を豊かに表現するための方法や道具を
もたらす．

　看護師と患者との間に起こっている看護における出来事をどのように伝え
るのか？一般的な方法の一つは，ストーリーを通して行われる．絵画，物語の
ストーリー，音楽，または詩のように芸術的な形式を通して語ることもできる．
Journal of Art and Aesthetics in Nursing and Health Sciences
（www.JAANHS.org）に，このようなケアリングの表現の主要な情報が掲載
されている．

おわりに

　ロボットのようなテクノロジーは，「看護の需要を満たす」ために用いるこ
ともできるし，人間性を壊すきっかけにもなりうる．人工知能の研究に従事す
る科学者たちは，ほとんどの場合，機械から人類を守ることに注意深く取り組
んでいる．その使命として Future Life Institute ［未来生活研究所
（http://futureoflife.org/about)］は，人間レベルの人工知能の開発を目指して
慎重に行動するための道程として人間性を探求している．

　我々の人間性や人間らしさというものは壊れやすいものである．看護師は，
生物としての人の能力に焦点を当てている．健康と病気は，人間として生命を
維持するためのいとなみである．しかし，人間であるということの影響要因と
は何か？絶えず発展する技術的進歩を想像したヒューマンケアリング，また人
間の遠い未来の概念を方向づける出会いとはどのようなものだろうか？

　我々は人間であるため，細胞劣化により，いずれ死に至る運命にある．それ
にも関わらず，人間は変化していく能力や可能性を持っている．テクノロジー
（私たちが信じている世界）は，世界を変えることができる．

　この理論には，「テクノロジー機器（人工呼吸器・人工透析器・ペースメー
カーなど）によって生きている人へのケアとは」というような研究疑問に積極
的に取り組んでいる．ケアを通してケアする人とケアされる人が互いに成長す

ることに対して，人と人との相互の関与を明らかにするような回答が必要になる．ヒューマンケアの科学的根拠は，看護におけるケアリングの表現としての技術力の，理論的かつ概念的状況で，表現し，説明できる．

参考文献

Boykin, A. & Schoenhofer, S. (2001). *Nursing as Caring: A Model for Transforming Practice.* Sudbury, CT, Jones and Bartlett.

Locsin, RC. (2005). *Technological Competency as Caring in Nursing: A Model for Practice.* Sigma Theta Tau International Press, Indianapolis, IN.

Locsin, RC & Barnard, A. (2007). Technological competency as caring in nursing: A practice model. In A. Barnard & R. Locsin (Eds). *Technology and Nursing: Practice, Process, and Issues.* (pp. 16-28). Hampshire, UK: Palgrave-Macmillan.

Locsin, RC & Purnell, MJ. (2015). Advancing the theory of Technological Competency as Caring in Nursing: The Universal Technological Domain. *International Journal for Human Caring,* 19(2), 50-54.

Roach, S. (1987). *The Human Act of Caring: A Blueprint for the Health Professions.* Canadian Hospital Association, Ottawa: Publications.

The Future of Life Institute (http://futureoflife.org/about, retrieved on September 13, 2015).

著者略歴

Alan Barnard（看護師，学術学士，学術修士，学術博士）

彼は，オーストラリア，ブリズベーンにあるクィーンズランド工科大学看護学部の上級講師である．またクィーンズランド工科大学看護学部学士課程のコーディネーターでもある．看護，心理学，教育および哲学に関する資格を有している．20年間以上の臨床経験があり，看護教育と幅広い学術的経験を有する．研究と学術的関心は，看護教育と人のテクノロジーに関する経験との関連や，特にテクノロジーと看護の理解の情報についての考え方や仮説の批判的検討を重視している．

Aric S. Campling（看護師，看護学修士）

彼は，ワシントンD.C.のジョージタウン大学で看護学士号を，またフロリダ・アトランティック大学クリスティーンE．リン看護学部において，看護管理で修士号を得た．メリーランド，次にボイントンビーチで心臓ケア／心電図遠隔測定看護師として，数年勤務した．現在は，地域の病院のための臨床システムアナリストであり，American Nurses Credentialing Center（ANCC）の看護情報学の資格取得を目指している．彼の学術的関心は彼の専門的役割と一致しており，看護理論，ケアリング，変化および情報技術に関する理論を中心に展開している．

Patrick J. Dean（看護師，看護学士，看護学修士）

彼は，30年の看護の経歴がある．彼の実践は，主に若者のために尽くしてきた．彼はシカゴ（イリノイ州）のラッシュ大学で，分娩前のリスクの高い患者のために働き，またロチェスター（ミネソタ州）のメイヨー財団では子どもと思春期を対象とした精神科で約20年勤務した．正式な看護師の職業につくまでに，Patrickは様々な米国および英国の機構で勤務した．いくつかの医療に関する賞を受賞しているが，母校であるミネソタ州立大学から，素晴しい業績を挙げた卒業生に授与される賞も受賞している．主にヒューマンケアリングと予防を中心とする医療の研究を行っている．

Rozzano C. Locsin（看護師，看護学修士，看護学博士）［2024 年追記］

　彼は，ボカラトン（フロリダ州）にあるフロリダ・アトランティック大学クリスティーンＥ．リン看護学部の名誉教授であり，2014 年から 2021 年まで徳島大学大学院医歯薬学研究部看護学系の教授として勤務した．現在は徳島大学の名誉教授でもある．フィリピンのシリマン大学で修士号を，またフィリピン国立大学で博士号を取得した．フルブライト研究者として，2000 年にウガンダで活動し，2004—2006 年におけるフルブライト同窓会指導力賞を受賞した．2004 年 12 月以来，世界的な健康と国際的開発の分野におけるフルブライト上級専門家として掲載されている．2001 年に代表的な著書である『Advancing Technology, Caring and Nursing』を出版した．また共同編者として『Technology and Nursing Practice』を Palgrave Macmillan 社から 2005 年に出版した．2003 年には，権威のある創造性賞である Edith Moore Copeland Excellence 賞を The Honor Society of Nursing, Sigma Theta Tau International から受賞した．看護教育における二つの特別功労賞も受賞している．Locsin 博士の国際的な業績は，ウガンダ，タイおよびフィリピンにおける修士課程および博士課程の看護教育プログラムのカリキュラム開発である．さらに，日本，オーストラリア，香港，フィリピン，タイおよびウガンダとの学術プロジェクトや創造的な共同研究に取り組んでいる．彼は，全体論的（ホリスティック）看護，高齢者ケア，補完および代替療法，健康増進と早期介入に関するプログラムや計画を進め，アメリカ国内だけでなく国際的に発表している．「健康・疾病経験における生活の変化と推移」は，彼の研究を定義するものであり，テクノロジー，ケアリング，看護によって人を理解することに注力している．

Ruth McCaffrey（看護学博士，ナース・プラクティショナー）

　彼女はクリーヴランド（オハイオ州）のケースウエスタンリザーブ大学で看護学博士号を取得した．現在はフロリダ・アトランティック大学クリスティーンＥ．リン看護学部の講師であり，そこでは Initiative for Intentional Health の管理者である．教育に加えて，ウェストパームビーチ（フロリダ州）で，ナース・プラクティショナーとして個人開業している．McCaffrey 博士は 2001 年にシンシナティ小児科病院で遺伝学トレーニング・プログラムに参加した．

その間，彼女は遺伝子情報に関する最新の調査そして，遺伝学が上級看護実践に与える影響に関する調査に参加した．ナース・プラクティショナーとして，家族および高齢者看護の両方の American Nurses Credentialing Center （ANCC）の資格を有している．彼女は，上級看護実践，疼痛管理，癒しの技術の使用に関する論文や著書がある．

Marguerite J. Purnell（看護師，看護学士，看護学修士，看護学博士）
　彼女は，フロリダ・アトランティック大学クリスティーンE．リン看護学部の講師である．彼女は，看護学学士号および看護学修士号をフロリダ・アトランティック大学で，看護学博士号をマイアミ大学で取得した．ニュージーランドで育った彼女は，南太平洋の豊富な文化的経験を有しており，そのような経験に基づく看護を展開できる．看護における意図的な表現，ケアリングの観点からの理論に基づいた実践の明確な表現のような看護哲学に研究の関心がある．看護師は，実践にすぐれているだけではなく，その地域だけでなく，国内，そして世界的な規模で，専門的交渉を様々な学問領域で意見交換できなければならないと考えている．

Savina O. Schoenhofer（看護師，看護学士，看護学修士，学術博士）
　彼女は 1996 年からアルコーン州立大学看護学部の教授であり，看護学の大学院で教鞭をとっている．前任地にはテキサス工科大学，ミシシッピ大学，フロリダ・アトランティック大学およびウィチタ州立大学がある．彼女は，ケアリングとしての看護の理論（www.nursingascaring.com）の共同開発者であり，『Nursing As Caring: A Model for Transforming Practice』の共同執筆者である．また，臨時刊行物『Nightingale Songs』の共同創立者で，国際ヒューマンケアリング協会の創立会員であり，1983 年以来，ケアリングの研究に活動的に従事し，この分野の多くの専門誌に業績がある．彼女の研究の関心は，日常のケアリングおよび看護におけるケアリングの結果という二つの補完的な領域にある．また彼女の研究の焦点は，ケアリングとしての看護理論に関する研究に特有の研究手法の開発に置かれている．カンザス出身の Schoenhofer 博士は，看護学士号および看護学修士号をウィチタ州立大学で取得し，さらにカンザス州立大学から博士号を取得している．

監訳者あとがき　2024

　医療の現場においてもテクノロジーは進化しているが，ケアを受ける人が非人間化される危険性がある（Locsin & Purnell, 2015）．ハイテク空間においては，看護者や医療従事者は，人間らしさの本質を見失わないことが不可欠である．そのため看護師や医療従事者は，複雑な現代医療における技術的要求に対応しながら，思いやりのある看護実践を維持することが課題となっている（Locsin, 2005）．

　看護師は，精神疾患のない患者よりも精神疾患を持つ患者に対して，より多くのスティグマ化と非人間化を示す（Fontesse, et al. 2021）．こうした認識は，患者サービスの質低下や構造的差別の増大につながっている．非人間化の例として，精神科病院や福祉施設などにおいて，虐待事件が起こっている．テクノロジーというと集中治療室などがイメージされるかもしれない．精神科における閉鎖病棟，保護室，さらにカメラによる観察システムなどもその一例である．このような場において，何がテクノロジーであり，どのような行動や思想がケアの対象者を非人間化するのか，すなわち患者をモノとして扱う危険性があるのか，倫理的・道徳的観点から実践を振り返ることが重要である．

　テクノロジーを扱う上で起こる医療の問題やケアの質を改善するための指針として TCCN 理論を活用することが可能であり，医療職者のケアリングとしての技術力の認識や実践状況を測定する尺度も開発されている（Rozzano Locsin Institute: https://www.rli-tccn.com/）．関心のある人はホームページをご覧いただきたい．

　変化する医療現場に対応した看護を提供するためには，ケアリング理論に基づいた現任教育は欠かせない（Nakano et al. 2019; Nakano et al. 2021）．最新の取り組みとして，日本の精神科病院で TCCN 理論を用いた現任教育の取り組みが進められている．そこでは，現任教育の実施・評価方法，さらに TCCN 理論に基づく管理者用の実践評価指標及びマニュアル開発が進んでいる．その成果については，2024 年度に開催される国際学会や国内学会，そして専門誌に公表される予定である．また，フィリピンのセントポール大学と谷岡の研究室が連携し，TCCN 理論に基づくフィリピンでの看護職者の現任教育の開発が進

められている．こういった様々な領域で TCCN 理論が活用されることで，中範囲理論（実践理論）としての価値を高めることになるだろう．

患者中心の医療や「人」中心の医療が提案されてきた（Håkansson Eklund, et al. 2019）．「人」中心のケアを提供するためには，専門家，患者，その重要他者の間で治療的関係を形成する必要がある（McCormack & McCance, 2006）．このエビデンスは，「人」の概念が中心となる治療的ケアに関するこれまでの看護文献とも一致している．例えば，Boykin and Schoenhofer（2001）の「ケアリングとしての看護」の理論や，Roach（1987）のケアリング関係の概念化，Locsin の TCCN 理論（2005）などである．Locsin と Purnell（2015）は，有能な看護師は，人（患者）をケアの受動的な受け手ではなく，能動的な参加者として理解することで，患者の人間性の維持を促進するという考えを示している．このような考え方は，「人」中心の質の高い医療を促進することになるだろう．

TCCN 理論においては，看護師という用語を用いているが，看護師という概念だけでは，医療・福祉・地域ケアの質向上に寄与できず，看護者，そして医療従事者といった表現が適切になってくる．

Iwamoto（2023）は，保健師のケアリング行動に焦点を当て，社会的に脆弱な人を対象として，コミュニティ全体でその人をケアする理論を開発した．この理論も Locsin の TCCN 理論同様，Boykin と Schoenhofer（2001）の影響を受けており，Boykin，Locsin が名誉教授であるアメリカのフロリダアトランティック大学の Parker と Barry（2015）の影響も受けている．

今後，ますますケアリングベースの看護及び医療実践及び保健活動が進んでくるだろう．看護師ではない方が TCCN 理論を読む際には，いろいろな医療福祉の専門家の立場に置き換えて，この理論を読んでいただきたい．

Rozzano Locsin Institute では，2016 年から 2 年に一回，国際カンファレンスを開いている．ここでは，看護と医療におけるケアリングとしての技術力の向上を目指している（Rozzano Locsin Institute）．2024 年 6 月 13－15 日には，フィリピンの Our Lady of Fatima University 大学で行われる（https://5th-tccn-conference.jimdosite.com）．

質の高い医療サービスを提供できるよう，皆で協力して臨床実践の質を改善

していければ幸いである.

参考文献

Boykin, A., & Schoenhofer, S. O. (2001). *Nursing as caring: A model for transforming practice*. Jones & Bartlett.

Falk-Rafael A. (2005). Advancing nursing theory through theory-guided practice: the emergence of a critical caring perspective. *ANS. Advances in Nursing Science*, 28(1), 38-49. https://doi.org/10.1097/00012272-200501000-00005

Fontesse, S., Rimez, X., & Maurage, P. (2021). Stigmatization and dehumanization perceptions towards psychiatric patients among nurses: A path-analysis approach. *Archives of Psychiatric Nursing*, 35(2), 153-161. https://doi.org/10.1016/j.apnu.2020.12.005

Håkansson Eklund, J., Holmström, I. K., Kumlin, T., Kaminsky, E., Skoglund, K., Höglander, J., Sundler, A. J., Condén, E., & Summer Meranius, M. (2019). "Same same or different?" A review of reviews of person-centered and patient-centered care. *Patient Education and Counseling*, 102(1), 3-11. https://doi.org/10.1016/j.pec.2018.08.029

Iwamoto S. (2023). Developing a Theory of Community Caring for Public Health Nursing. *Healthcare* (Basel, Switzerland), 11(3), 349. https://doi.org/10.3390/healthcare11030349

Locsin, R. C. (2005). *Technological Competency as Caring in Nursing: A Model for Practice*. Sigma Theta Tau International Honor Society of Nursing Press.

Locsin, R. C., & Purnell, M. (2015). Advancing the theory of technological competency as caring in nursing: The universal technological domain. *International Journal for Human Caring*, 19(2), 50-54. https://doi.org/10.20467/1091-5710-19.2.50

McCormack, B., & McCance, T. V. (2006). Development of a framework for person-centered nursing. *Journal of Advanced Nursing*, 56(5), 472-479. https://doi.org/10.1111/j.1365-2648.2006.04042.x

Nakano, Y., Tanioka, T., Locsin, R., Miyagawa, M., Yokotani, T., Yasuhara, Y., Ito, H.,

& Catangui, E. (2019). A novel in-service nursing education optimizing theory of technological competency as caring in nursing. *Journal of Nursing Education and Practice*, 9(11), 85. https://doi.org/10.5430/jnep.v9n11p85

Nakano, Y., Yokotani, T., Tanioka, T., Locsin, R., Miyagawa, M., Yasuhara, Y., Ito, H., Betriana, F., & Catangui, E. (2021). The effect of in-service educational programs on nurse managers' understanding of the theory of technological competency as caring in nursing. *International Journal for Human Caring*, 25(1), 5-15. https://doi.org/10.20467/humancaring-d-20-00018

Parker, M., Barry, C. (2015). The Community Nursing Practice Model. *Nursing Theories and Nursing Practice*, 4th ed.; F.A. Davi: Philadelphia, PA, USA, pp. 435-437.

Roach, S. (1987). *The Human Act of Caring*. Canadian Hospital Association.

Rozzano Locsin Institute (RLI) for the advancement of Technological Competency as Caring in Nursing and Health Sciences. https://www.rli-tccn.com/

監訳者の代表として，谷岡哲也，安原由子，大坂京子

索　引

人名索引

Yasuhara ……… 199
Zderad ……… 64, 80
Zwolski ……… 94

事項索引

［英数字］
bioemporiums（生物市場）……… 133
DRGs（診断群分類法）……… 191
Future Life Institute（未来生活研究所）……… 211
Institute of Medicine（IOM，医学研究所）……… 163
International Society of Nurses in Genetics（ISONG，国際遺伝看護学会）……… 166, 171, 172
Journal of Art and Aesthetics in Nursing and Health Sciences ……… 211
NASA ……… 131
NIH（国立衛生研究所）……… 170
TCCN（看護におけるケアリングとしての技術力）……… 190, 208
TCCN 理論 ……… 193
Technification ……… 191
Unitary transformative paradigm ……… 197
Universal Technological Domain（UTD）……… 190, 210

［あ行］
意識性 ……… 46
応答 ……… 118

［か行］
還元主義 ……… 46
看護過程 ……… 5
看護学 ……… 26
看護におけるケアリング ……… 106
看護におけるケアリングとしての技術力（TCCN）……… 77, 190, 208
看護におけるケアリングの表現としての技術力 ……… 78
看護におけるテクノロジー ……… 91, 106
看護におけるテクノロジーの目的 ……… 95
看護のためのテクノロジー ……… 13

231

監訳者・執筆者・翻訳者一覧

[監訳者一覧（順不同）]

谷岡　哲也： 徳島大学大学院医歯薬学研究部　教授

上野　修一： 愛媛大学大学院医学系研究科　教授

安原　由子： 徳島大学大学院医歯薬学研究部　教授

大坂　京子： 高知大学医学部看護学科　教授

真野元四郎： 福井県立大学看護福祉学部　名誉教授

高橋みどり： 英会話教室ハミングバード　代表

[日本語版の推薦文]

藤井　　哲： 社会医療法人　杜のホスピタル　副理事長

[翻訳者一覧（氏名五十音順）]（2009 年の所属と職位）

故 青谷恵利子： 神奈川科学技術アカデミー　GHRCC

上田伊佐子： 徳島文理大学保健福祉学部看護学科　准教授

大森美津子： 香川大学医学部看護学科　教授

加藤かおり： 元徳島大学大学院保健科学教育部　博士前期課程　大学院生

川村　亜以： 特定医療法人仁生会　細木ユニティ病院　看護師

菊川　佳菜： 徳島県立中央病院　看護師

黒川　奈美： 徳島大学病院　看護師

下垣内　愛： 神戸大学医学部附属病院　看護師

隅広　静子： 元福井県立大学看護福祉学部　准教授

杉本　博子： 元徳島大学大学院保健科学教育部　博士後期課程　大学院生

多田　敏子： 徳島大学大学院医歯薬学研究部　名誉教授

多田美由貴 ： 徳島大学大学院医歯薬学研究部　助教

玉山　千帆 ： 横浜市立大学附属病院　看護師

田吉　伸哉 ： 元徳島大学大学院医歯薬学研究部　助教

中瀧　理仁 ： 徳島大学大学院医歯薬学研究部　講師

西村　美穂 ： 香川大学医学部看護学科　助教

沼田　周助 ： 徳島大学大学院医歯薬学研究部　講師

冨士　翔子 ： 元徳島大学大学院保健科学教育部　博士後期課程　大学院生

舟木　紳介 ： 福井県立大学看護福祉学部　准教授

古川　　薫 ： 徳島文理大学　准教授

前川加奈美 ： 大阪警察病院　医師

前原恵理子 ： 九州大学病院　医師

三好真佐美 ： 独立行政法人国立病院機構　東徳島医療センター　看護師

［翻訳・執筆分担］

日本語版の推薦文 ： 藤井

日本語版に寄せて ： 谷岡

謝　　辞 ： 谷岡

日本語版　第二版に寄せて ： 谷岡・冨士・安原

日本語版　第三版に寄せて ： 谷岡・大坂・安原・加藤・杉本

日本語版　第四版に寄せて ： 谷岡・大坂・安原

日本語版　第五版に寄せて ： ロクシン，翻訳，谷岡・大坂・安原

序　　章 ： 下垣内

はじめに ： 谷岡

序　　文 ： 谷岡・大坂・安原・冨士

人生を意味する言葉による生き生きとした描写 ： 高橋

第1部

第 1 章 ： 谷岡・三好・菊川・玉山

第 2 章 ： 上野・上田・川村・黒川

第 3 章 ： 青谷

第 4 章 ： 多田（敏）・多田（美）

第 5 章 ： 大森・西村

第2部

第 6 章 ： 隅広

第 7 章 ： 隅広

第 8 章 ： 舟木・安原・冨士

第3部

第 9 章 ： 上野・古川

第 10 章 ： 舟木・安原・冨士

第 11 章 ： 上野・田吉・中瀧・沼田・前原・前川

第4部

第 12 章 ： 谷岡・大坂・安原・加藤・杉本

第5部

付 録 A ： 谷岡

付 録 B ： 谷岡

第 5 版
現代の看護におけるケアリングとしての技術力
実践のためのモデル

2009 年 4 月 10 日　初版発行
2013 年 10 月 18 日　第 2 版発行
2016 年 3 月 25 日　第 3 版発行
2019 年 7 月 25 日　第 4 版発行
2024 年 5 月 10 日　第 5 版発行

著　　者　Rozzano C. Locsin

監 訳 者　谷岡哲也・上野修一・安原由子

　　　　　大坂京子・真野元四郎・高橋みどり

発　　行　ふくろう出版
　　　　　〒700-0035　岡山市北区高柳西町 1-23
　　　　　友野印刷ビル
　　　　　TEL：086-255-2181
　　　　　FAX：086-255-6324
　　　　　http://www.296.jp
　　　　　e-mail：info@296.jp
　　　　　振替　01310-8-95147

印刷・製本　友野印刷株式会社
ISBN978-4-86186-907-5 C3047　ⓒ 2024
定価はカバーに表示してあります。乱丁・落丁はお取り替えいたします。